la dieta *de los* asteriscos

Paty Rivera

la dieta de los asteriscos

Un método innovador y fácil para alcanzar y mantener tu peso ideal

Planeta

Diseño de portada e ilustraciones: Elisa Orozco

Avenida Insurgentes Sur núm. 1898, piso 11
Colonia Florida, 01030 México, D.F.

Primera edición: julio de 2002
Novena reimpresión: marzo de 2005
ISBN: 970-690-628-2

Impreso en los talleres de Editores, Impresores Fernández, S.A. de C.V.
Calle Retorno 7 de Sur 20 núm. 23, colonia Agrícola Oriental, México, D.F.
Impreso y hecho en México - *Printed and made in Mexico*

www.editorialplaneta.com.mx
www.planeta.com.mx
info@planeta.com.mx

Agradecimientos

En primer lugar quisiera agradecerte a ti, Jesús, mi Dios y mi maestro, por guiarme en el camino para descubrir, día con día, que los alimentos que diseñaste son el mejor combustible para hacer funcionar a su máxima capacidad este organismo tan maravilloso que nos regalaste.

Agradezco a mi esposo Renán por su amor incondicional, porque es mi mejor amigo y por lo feliz que ha sido mi vida a su lado.

A mis hijos Paulina, Andrés y Mariana, por haberme dado la capacidad de amar y por apoyarme siempre y transmitirme su ejemplo de alegría, entusiasmo y tenacidad.

A mis padres porque han sido una inspiración en mi vida y por su entrega total y constante.

A mis hermanos, compañeros entrañables.

A Alejandra Salinas por sus recetas y a Blanca Pulido por la revisión de estilo.

A mis editores, Jesús Anaya y Margarita Sologuren.

Nota de la autora

Los alimentos ricos en carbohidratos o hidratos de carbono (amarillos) aparecen subrayados a lo largo del libro. Descubrirás cuál es su papel en el éxito de tu dieta. Asimismo, podrás desprender la solapa con la lista de consulta rápida de alimentos por colores para facilitar el diseño de tus menús. Cualquier duda que tengas sobre el contenido de esta obra podrás resolverla en www.dietasalamedida.com

Introducción

Vivimos en un mundo acelerado, donde nos falta tiempo para cuidar nuestra salud. Necesitamos una dieta práctica que nos enseñe a elegir opciones saludables y mejore nuestra calidad de vida.

La dieta de los asteriscos te dará la libertad de disfrutar todos los aspectos de la vida sin tener que pasar los días contando calorías, ya que te ayudará a visualizar la adecuada combinación de alimentos.

Gracias a la dieta de los asteriscos descubrirás una nueva manera de alimentarte, que te permitirá alcanzar el peso ideal y convertirte en la persona sana, dinámica y productiva que siempre has deseado ser.

Al cambiar tu manera de alimentarte notarás un incremento en tu desempeño físico y mental: mejorarán tu concentración y tu memoria, se reducirá tu porcentaje de grasa corporal y aumentará tu masa muscular.

Gracias a esta dieta tendrás la oportunidad de adelgazar sin pasar hambre. Y, libre de la ansiedad y la compulsión por la comida, podrás mantener tus niveles hormonales en óptimas condiciones, permitiendo que se queme la grasa almacenada.

Además, gracias a la dieta de los asteriscos podrás normalizar tus niveles de presión arterial, colesterol y triglicéridos; incrementar la calcificación de tus huesos y reforzar tu sistema inmunológico, con lo que se reducirá el riesgo de que padezcas enfermedades.

En síntesis, la dieta de los asteriscos mejorará tu vida en todos los sentidos, de modo que, si la sigues, no sólo vivirás más sino que también vivirás mejor.

¿CÓMO SURGIÓ LA DIETA DE LOS ASTERISCOS?

Cuando terminé la carrera de nutrición, hace casi 20 años, comencé a trabajar en el Hospital general de la ciudad de México, atendiendo pacientes con problemas de sobrepeso y obesidad. Cuando asistí a clínicas de nutrición pude constatar el esfuerzo enorme que las personas realizaban para bajar de peso mediante dietas tradicionales, bajas en calorías. Pasaban hambre y vivían pensando en lo que tenían que comer. Llegaban al extremo de abandonar su vida social por la necesidad de prepararse una alimentación especial.

Era tal el sufrimiento que la dieta les ocasionaba, que la seguían por algún tiempo, pero a la larga desistían, no sin un fuerte sentimiento de impotencia y frustración. La mayoría de los pacientes dejaba de asistir a las consultas de la clínica, en busca de un método mágico que les permitiera bajar de peso aunque arriesgaran su salud. Recurrían a todo tipo de dietas: unas, con alto porcentaje de grasas animales, con el consecuente riesgo de enfermedades cardiovasculares; otras, apoyadas en medicamentos y píldoras de origen desconocido, que alteraban su sistema nervioso y circulatorio.

Con el tiempo me fui dando cuenta de que las dietas que manejábamos no funcionaban y sólo producían un gran sentimiento de culpabilidad en quienes las seguían.

Una mañana, después de seis meses de trabajar en el hospital, conocí a Cecilia y su caso cambió el curso de mi vida.

Cecilia era una mujer obesa que se encontraba internada en el departamento de endocrinología esperando el momento adecuado para una operación de columna vertebral.

Dos semanas antes se había despedido de su esposo y de sus hijos con lágrimas en los ojos. Había puesto todo su empeño en bajar de peso y no lo había logrado. Ahora tenía que internarse por lo menos durante un mes para someterse a una dieta estricta y tener mayores probabilidades de volver a caminar.

Se sentía desanimada, ya que desde su adolescencia había mantenido una lucha constante con el temible sobrepeso. Probó todo tipo de dietas, sin resultado. Llegó incluso a tomar medicamentos, pero su esfuerzo no daba resultado. Pronto recuperaba, con gran velocidad, el peso perdido. Se miraba al espejo y se deprimía, preguntándose si alguna vez podría llegar a ser delgada y saludable como muchas personas que conocía. Pero ese sueño se alejaba cada vez más.

Algunos médicos habían tratado de ayudarla ofreciéndole dietas rígidas y menús preestablecidos. Al principio se entusiasmaba, compraba todo lo necesario y preparaba los menús indicados, pero al tercer día los ataques de hambre y el mal humor terminaban con su motivación y, triste y decepcionada, volvía a la consulta.

Odiaba subirse a la báscula, que siempre delataba sus fallas y la declaraba culpable. A causa del sobrepeso comenzó a sufrir serios dolores de espalda y le costaba trabajo enderezarse. Un día, cuando no soportaba ya el dolor, acudió a consulta con un ortopedista, quien le diagnosticó una severa desviación de la columna vertebral y le advirtió: "Si desea buenos resultados, tiene que bajar de peso antes de operarse".

Conocí a Cecilia en el Hospital general. Era un jueves y el doctor y yo estábamos dirigiendo las clínicas semanales de reducción de peso. Todos los pacientes internados acudían al auditorio, donde les hacíamos recomendaciones para llevar a cabo una dieta balanceada. Se les entregaban recetas e incluso se les pedía que se apoyaran unos a otros con algunos consejos.

Entonces Cecilia se levantó y, entre sollozos, dijo que se sentía mal y desganada, con hambre y de mal humor, que incluso estaba perdiendo las ganas de vivir. Su intervención desató una gran polémica y todos los pacientes comenzaron a quejarse, afirmando que estaban haciendo un gran esfuerzo, pero obtenían escasos resultados.

Salí del auditorio triste y desconcertada. Me empeñaba, con todos los conocimientos sobre nutrición que tenía a mi alcance, en ayudar a las personas a estar sanas y delgadas, pero me sentía desarmada.

Desde aquel día me dediqué a leer e investigar todo lo relacionado con la nutrición y tomé todos los cursos que el tiempo permitía, en busca de una dieta que permitiera adelgazar de manera sana. Y al fin la encontré.

Un día me hallaba esperando la salida de mis hijos de la escuela cuando una amiga se acercó a saludarme. Venía con su mamá, una señora de unos 60 años con muy buen aspecto, que estaba feliz porque se había quitado de encima 34 kilos.

—Es increíble —me dijo—, he luchado para bajar de peso desde hace 30 años y es la primera vez que lo logro. Comencé a reducir medidas hace un año y no las he vuelto a recuperar. Me siento tan bien...

Inmediatamente le pedí que me diera el teléfono de su doctor. Cuando lo llamé y le hablé de mis inquietudes, el doctor Espinoza me dijo: "No te puedo recibir porque estoy muy ocupado, pero te voy a dar una pista: el secreto para adelgazar se encuentra en la insulina".

Me quedé pensando. ¿En la insulina? Era un reto más interesante de lo que imaginaba.

Hace 16 años, cuando esto sucedió, sólo se hablaba de la insulina en el caso de los pacientes diabéticos. Empecé a investigar y me asombró encontrar estudios que mostraban que el 80% de los pacientes diabéticos eran obesos. Había realmente una relación muy estrecha entre ambas condiciones.

A medida que avanzaba en el estudio de los efectos de la insulina en el organismo, me fui dando cuenta de la verdadera importancia de los alimentos en el control de peso y la salud.

Descubrí que para adelgazar no sólo era necesario contar calorías, sino sobre todo mantener un balance hormonal en el organismo. Y la manera de alcanzar este equilibrio residía precisamente en la combinación de los alimentos.

Así, me dediqué a diseñar una dieta diferente, dirigida sobre todo a recuperar la salud de mis pacientes, y empecé a obtener resultados sorprendentes: algunos pacientes han llegado a perder hasta 50 kilos. Hoy me siento feliz de verlos delgados y sanos. Los que tenían altos niveles de colesterol o triglicéridos los han reducido notablemente, y se han realizado cambios significativos en su vida. Actualmente se sienten llenos de energía y vitalidad.

Ha sido muy satisfactorio, por ejemplo, recibir en Navidad llamadas de personas que me dan las gracias porque bajaron 18 o 20 kilos, lo que ha mejorado radicalmente su vida. Uno de ellos me dijo: "Parece que compré un boleto para vivir intensamente mi vida". Otros me han comentado: "Pensé que me iba a costar más trabajo, pero he ido bajando de peso sin sentirlo".

Lo importante es que aprendieron a comer sanamente, han bajado varios kilos y no los han vuelto a recuperar.

Espero que a lo largo de este libro descubras una nueva forma de alimentarte sin sufrir ni pasar hambre y sin perder el tiempo contando calorías, sino aprovechándolo para disfrutar la vida. Sobre todo, espero que tus sueños se conviertan en realidad.

Capítulo I

Dietas que matan

En ocasiones, la desesperación por adelgazar nos lleva a caer en dietas extremosas que pueden provocar serios daños a nuestra salud.

Dietas altas en grasas

Hace 30 años se hicieron famosas las dietas altas en grasas y proteínas animales. La dieta del doctor Atkins encabezaba la lista. Esta dieta permitía el consumo ilimitado de alimentos altos en grasas saturadas, como chorizo, salchicha, chicharrón, barbacoa, huevos, carnes y mariscos.

Este tipo de dieta limitaba el consumo de carbohidratos a 20 gramos al día durante su fase inicial, para llegar a 60 gramos durante la fase de mantenimiento.

Con una reducción tan drástica en el consumo de carbohidratos, el organismo se ve forzado y entra en un proceso llamado cetosis, durante el cual se producen ciertas sustancias tóxicas, llamadas cuerpos cetónicos.

Seguir este tipo de dietas pone en peligro la salud, ya que el exceso de grasas saturadas a la larga incrementa los niveles de colesterol en la sangre y con ello aumenta el riesgo de enfermedades cardiovasculares.

Además, el exceso de proteínas favorece la pérdida de calcio en los huesos, aumenta los niveles de ácido úrico y sobrecarga el trabajo del riñón.

La pérdida de peso que se produce mediante esta dieta se relaciona con la deshidratación de los tejidos: al no consumir suficientes carbohidratos para proveer de glucosa al cerebro, se utilizan las reservas de glucógeno del hígado, y por cada molécula de glucógeno que se desprende se pierden tres partes de agua.

Con este tipo de alimentación se baja de peso a gran velocidad, pero además de grasa se pierde agua y masa muscular.

Las dietas de ayuno

Las dietas de inanición, o cualquier tipo de ayuno, hacen que el cuerpo interprete la falta de alimento como un periodo de escasez, de carencia. Los órganos reducen su actividad para conservar la energía que se requiere para la vida y el músculo se consume. Si sigues este tipo de dietas, bajas de peso, pero destruyes una buena parte de tus músculos, y por lo tanto será muy fácil que vuelvas a ganar peso.

Cada kilo de músculo consume 46 calorías al día; en cambio, un kilo de grasa sólo consume dos, de modo que si destruyes tu músculo quemarás menos calorías al día y terminarás acumulando grasa.

En 1945, 30 personas aceptaron convertirse en conejillos de Indias en la universidad de Minnesota para una investigación sobre ayuno parcial. Después de 23 semanas de seguir la dieta se evaluaron los resultados: el cabello de esas personas estaba delgado y opaco, y su piel, delgada y reseca, era menos elástica, características que presentan las personas ancianas.

También se ha comprobado que, al someter el organismo al estrés de una dieta muy baja en calorías, se puede provocar hipotiroidismo, es decir, un bajo funcionamiento de la tiroides.

Cuando una persona no consume suficientes alimentos, su metabolismo disminuye y se siente cansada y con sueño. Cuando volvemos a nuestros hábitos cotidianos y aumentamos la cantidad de alimentos, recuperamos rápidamente el peso perdido e incluso lo rebasamos, ya que nuestro gasto de energía es menor.

Estudios de seguimiento de prisioneros en la segunda guerra mundial comprueban estos resultados. Las personas que se encontraban en los campos de concentración sobrevivían tan sólo con unos trozos de pan, papas, caldo y agua. Cuando abandonaron la prisión y volvieron a una alimentación normal, el organismo, que había estado sujeto a un alto grado de estrés metabólico, aprovechó la ingesta de alimentos para acumular al máximo reservas de energía, por si volvía a presentarse una situación similar.

Uno de los desórdenes alimenticios que con mayor frecuencia se presenta en nuestra sociedad es la anorexia nerviosa. Las personas que padecen este tipo de anorexia se someten a periodos prolongados de ayuno y comienzan a autoconsumirse: el músculo se destruye para satisfacer las necesidades del cerebro.

Cada día van perdiendo músculo como un mecanismo de supervivencia, pues mientras menos músculo tienen queman menos calorías. De esta manera el organismo reduce al máximo su gasto de energía, al extremo de que la persona puede sobrevivir durante algún tiempo con un mínimo de calorías.

Pero finalmente el corazón, que también es un músculo, acaba por consumirse y sobreviene la muerte, ocasionada por un problema cardiovascular.

Este padecimiento ocurre sobre todo en adolescentes que, presionadas por sus amigas o por el prototipo de belleza de la mujer moderna, buscan a toda costa poseer un cuerpo esbelto y en ocasiones llegan al borde de la muerte a consecuencia de esa obsesión.

Dietas vegetarianas

Estudios efectuados en niños alimentados bajo un régimen exclusivamente vegetariano, mostraron que en ellos se presentaban deficiencias de vitamina B12 y falta de desarrollo del sistema nervioso.

Los seres humanos no podemos sintetizar un componente de las proteínas llamado triptofano, indispensable para la formación de las neuronas cerebrales. Debido a que el sistema digestivo de algunos animales es más complejo, la res y la gallina lo sintetizan y lo transfieren al huevo, la leche y la carne. Por esta razón, los lacto-ovo-vegetarianos (quienes consumen leche, huevo y vegetales) no presentan deficiencias de este aminoácido.

Si decides seguir un régimen vegetariano, pon mucho cuidado en tu alimentación. Para que no tengas deficiencias de proteínas, vitaminas y minerales, utiliza una gran variedad de alimentos, entre ellos queso, huevo, soya y otras leguminosas y semillas.

Dietas altas en carbohidratos

Hacia 1930 apareció la teoría de las calorías y comenzaron a diseñarse dietas balanceadas basadas en la siguiente ecuación:

energía que entra = energía que sale

De modo que si consumimos más calorías de las que gastamos, terminamos aumentando de peso, y si gastamos más calorías de las que consumimos, podremos adelgazar.

Con base en esta teoría, en 1992 surgió la recomendación de la pirámide nutricional, diseñada por la Secretaría de agricultura de Estados Unidos. Su teoría se basaba en el siguiente razonamiento: "Si los carbohidratos proporcionan 4 kilocalorías por gramo y las grasas 9 kilocalorías por gramo, en la medida en que aumentemos el consumo de cereales ricos en carbohidratos y disminuyamos el consumo de aceites o grasas, vamos a adelgazar y mejorar la salud".

De ahí que la pirámide nutricional recomiende el consumo de 6 a 11 raciones de cereal al día y un mínimo de grasas.

A medida que la recomendación de la pirámide nutricional fue tomando fuerza, aparecieron en el mercado los productos *light*, bajos en grasa pero con un alto contenido de carbohidratos. Así, podemos encontrar helados o yogur con un alto contenido de maicena y barras de granola, bisquets y galletas ricas en azúcares o carbohidratos, pero, eso sí, bajos en grasa.

Después de años de este tipo de alimentación, se realizaron estudios estadísticos y se encontraron resultados completamente opuestos a lo esperado: el nivel de sobrepeso casi se duplicó en 12 años. En 1988 lo padecía el 35% de las mujeres; en el año 2000, el porcentaje superó el 52.5%.

De acuerdo con los datos reportados en mayo del 2002 por Harris Poll de la CNN, la obesidad ha alcanzado proporciones de epidemia en Estados Unidos: El 80% de los estadunidenses mayores de 25 años tiene sobrepeso, y en los niños el porcentaje de obesidad se ha duplicado.

En México, datos reportados por el Instituto nacional de estadística, geografía e informática, señalan que en 1988 un 16.4% de las mujeres mexicanas padecía obesidad. En 1999, la cifra había aumentado a 30%.

Otra enfermedad que aumentó en niveles alarmantes con la recomendación de la llamada dieta *light* fue la diabetes tipo II (aquella que se desarrolla con el tiempo por el agotamiento del páncreas), que generalmente aparece en la etapa adulta. Esta enfermedad por lo general se presenta en individuos obesos, que llevan una vida sedentaria y una alimentación abundante en carbohidratos (azúcares, harinas, dulces, refrescos y postres).

De hecho, la diabetes puede convertirse en los próximos años en la primera causa de muerte en nuestro país, si no se toman medidas concretas para prevenirla. Hace diez años la diabetes era la quinta causa de mortalidad; hoy, ocupa el tercer lugar.

Actualmente existen en México cinco millones de enfermos y se calcula que, al ritmo actual, podrían llegar a 12 millones en el año 2025. El costo económico derivado de este padecimiento es de más de seis mil millones de pesos anuales.

¿Por qué aumentó el porcentaje de personas con diabetes?

Cuando las personas abusan del consumo de carbohidratos, debido a una alimentación basada en cereales y refrescos, se eleva bruscamente el nivel de azúcar en la sangre, lo que favorece la producción de insulina, hormona producida por el páncreas que permite el paso de los azúcares a las células.

Las células que no necesitan tanta azúcar se van volviendo resistentes a la acción de la insulina y, con el paso de los años, el páncreas se cansa de trabajar a marchas forzadas, hasta que deja de producir insulina. Entonces sobreviene la diabetes.

El riñón comienza a eliminar el exceso de azúcar. Aumenta la necesidad de orinar, aparece una sed intensa, aumenta el apetito, la visión se vuelve borrosa y las personas se sienten cansadas y somnolientas.

Si la enfermedad no se atiende a tiempo, pueden surgir serias complicaciones como ceguera, insuficiencia renal, aterosclerosis e infartos.

La diabetes se ha convertido en una epidemia en estos tiempos en que nos han incitado a comer y comer cereales y azúcares refinados que van minando el páncreas hasta que deja de funcionar.

Otro padecimiento relacionado con el exceso de carbohidratos es el aumento de triglicéridos en sangre, que se ha vinculado con un mayor índice de infartos.

Cuando a una persona le comentan que tiene altos los niveles de triglicéridos en la sangre, tiende a relacionarlos con el consumo de grasas y comienza a eliminarlas de su alimentación; sin embargo, el nivel de triglicéridos en la sangre está directamente relacionado con el consumo de carbohidratos.

Si consumimos una gran cantidad de azúcares o cereales refinados, aumentamos en la sangre los niveles de azúcar, que termina almacenándose en forma de triglicéridos o grasas. En ocasiones estas sustancias regresan a la corriente sanguínea e incrementan los niveles de triglicéridos en sangre.

Después de analizar varias dietas nos hemos dado cuenta de los riesgos que corremos al caer en extremos en la alimentación.

En la medida que aprendamos a comer con una dieta equilibrada, estaremos comprando salud y vida.

Capítulo II

El secreto para adelgazar

Después de evaluar los resultados de las dietas altas en carbohidratos, quedamos desconcertados.

Si los carbohidratos proporcionan 4 kilocalorías y las grasas 9 kilocalorías, ¿cómo es que las personas engordan cada día más a pesar de consumir menos grasa? La respuesta está en que para adelgazar no sólo es necesario contar calorías sino, sobre todo, mantener estables los niveles de azúcar y un equilibrio hormonal en el organismo.

No sólo es importante cuánto comes sino qué comes: 100 calorías que provienen de una papa horneada no son las mismas que 100 calorías que provienen de queso o melón. Es decir, la producción de insulina depende del tipo de alimentos que consumimos.

¿Qué es la insulina?

La insulina es una hormona producida por el páncreas y su función es permitir el paso de los azúcares que se encuentran en la sangre al hígado y a las células musculares, y almacenar el azúcar restante en forma de grasa.

Cuando consumimos alimentos que contienen carbohidratos, favorecemos la producción de insulina. Si los tomamos en exceso, terminan por convertirse en grasa.

¿Dónde se encuentran los azúcares o hidratos de carbono?

La mayoría de nosotros sabemos que los hidratos de carbono se encuentran en los refrescos, pasteles, galletas, azúcar y miel. Sin embargo, alimentos salados como las tortillas, el arroz y las papas también contienen azúcares o carbohidratos.

De hecho, los hidratos de carbono se encuentran en una gran variedad de alimentos, como los cereales, las frutas, la leche, el yogur, las leguminosas y algunas verduras.

La mayoría de las personas que desean adelgazar comienzan el día con un desayuno a base de fruta, leche y cereal y comentan desconcertadas: "No comí nada de grasa y no logro bajar de peso".

¿Qué sucede cuando consumimos tantos carbohidratos en una comida?

Para entender el funcionamiento de los hidratos de carbono en el organismo, vamos a imaginar que una rebanada de pan es similar a un tren de varios vagones cargados de azúcar que entra por nuestra boca. Los vagones del tren se van separando al contacto con la saliva (la saliva contiene una enzima llamada ptialina conocida como amilasa salival que hace que empecemos a digerir los carbohidratos). Después, los vagones de azúcar van pasando por el esófago y el estómago hasta detenerse en el intestino delgado. Ahí son absorbidos mediante unos vellitos que los transportan a la sangre.

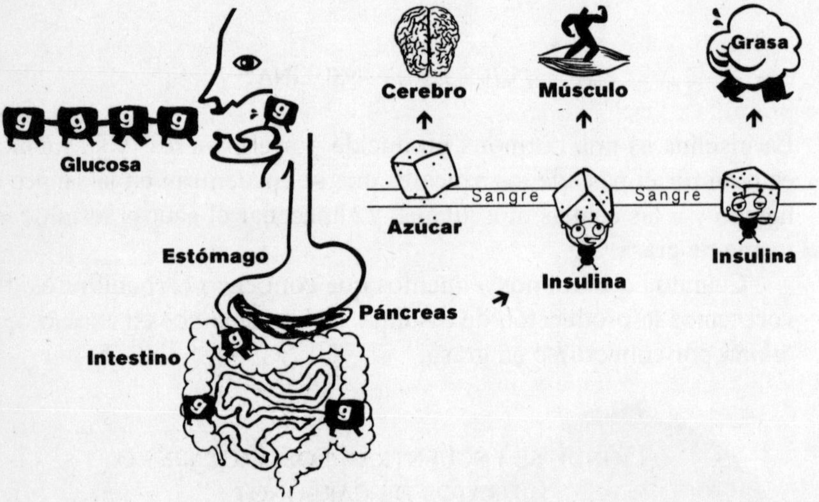

Una vez que llegan a la sangre descargan su contenido de azúcar, elevando los niveles de glucosa en la sangre.

El cerebro necesita azúcar o glucosa para funcionar adecuadamente. Como la prioridad del organismo es su salud, es el único que puede tomar el azúcar directamente de la sangre.

Cuando el cerebro ha tomado la cantidad de azúcar que necesita, si detecta que todavía hay azúcar en la sangre envía una señal al páncreas y este órgano secreta insulina, hormona que llega a la sangre y permite el paso del azúcar al hígado y a las células musculares. Una vez que el almacén del hígado y el de los músculos se han llenado, el azúcar sobrante se deposita en forma de grasa en el tejido adiposo.

De esta manera, una dieta alta en carbohidratos aumenta la producción de insulina y acaba por convertir el exceso de azúcares en grasa. Pero esto no es lo peor, pues una vez que el azúcar se almacena, los niveles de azúcar en la sangre caen por debajo de lo normal y provocan un estado de hipoglucemia.

Dos o tres horas después el cerebro vuelve a necesitar azúcar y no la encuentra, por lo que disminuye la agilidad mental, perdemos la concentración y nos sobrevienen sueño, cansancio, mal humor y el deseo de devorar lo que nos pongan enfrente.

El consumo elevado de carbohidratos nos hace caer, por lo tanto, en un círculo vicioso, en el que comer nos impulsa a seguir comiendo. Por un lado, elevamos los niveles de azúcar en la sangre por encima de lo esperado (hiperglucemia), con lo que incrementamos la producción de insulina. Después, la insulina permite el paso de los azúcares a las células y termina almacenándolos como grasa, de modo que los niveles de azúcar en la sangre descienden, lo que ocasiona un estado de hipoglucemia que crea la necesidad de alimentos dulces.

Las dietas altas en hidratos de carbono, como la que recomienda la pirámide nutricional, crean adicción a los azúcares y también un gran sentimiento de frustración y culpabilidad. Se nos pide que consumamos 1,000 o 1,200 calorías, pero nos recomiendan tantos carbohidratos que tenemos unas ganas locas de volver a comer. Poco a poco vamos entrando en el círculo de los carbohidratos y terminamos por creer que si tenemos unos kilos de más es por nuestra culpa, por falta de voluntad.

Hace unos meses acudió a mi consultorio un corredor de maratón. Me comentó que se sentía cansado y con sueño, sus niveles de energía se habían desplomado y no lograba entender por qué.

Cuando le hice preguntas sobre su alimentación, identifiqué inmediatamente su problema: estaba consumiendo una dieta alta en carbohidratos. Por la mañana desayunaba jugo de fruta y un bisquet con mermelada, y a veces añadía un plato de frutas con granola y miel.

A media mañana comía galletas de avena acompañadas por una bebida para deportistas.

A la hora de la comida tenía muchísima hambre. Comía entonces un plato de pasta con verduras asadas y una papa horneada con algún guisado, y bebía agua de frutas endulzada con azúcar.

Por la noche volvía a consumir galletas con leche, fruta y yogur.

Le expliqué que había caído en el círculo vicioso de los carbohidratos y se estaba provocando hipoglucemia (una baja de azúcar en sangre) con su alimentación. Por eso se sentía tan agotado.

Al limitar su consumo de carbohidratos y aumentar su ingesta de proteínas y grasas poliinsaturadas, su vida cambió y aumentaron sus niveles de energía y su rendimiento físico y mental.

¿Cuál es el secreto?

El secreto para alcanzar el peso ideal, mejorar la salud y aumentar los niveles de energía está en controlar la producción de insulina, manteniendo estables los niveles de azúcar en la sangre.

Cuando los niveles de azúcar descienden por debajo de lo normal, nos sentimos débiles e irritables, perdemos la concentración y somos poco productivos. Por otro lado, cuando los niveles de glucosa en la sangre se elevan por arriba de lo normal, se produce insulina y se almacena grasa en el tejido adiposo, lo que origina sobrepeso u obesidad.

Exceso de carbohidratos = hiperinsulinismo + obesidad

Desde 1979, los científicos que investigan la nutrición han demostrado que existe un proceso metabólico para ganar peso, y llegaron a la conclusión de que el hiperinsulinismo está presente en todos los casos de obesidad y es proporcional a la magnitud de la obesidad.

Esto quiere decir que si sólo estás cinco o 10 kilos por arriba de tu peso ideal, tienes hiperinsulinismo moderado; y si tienes 30 o 40 kilos de más, tu hiperinsulinismo es alto.

Esto nos lleva a la siguiente conclusión: una de las diferencias entre una persona delgada y una persona obesa es que la persona delgada produce menos insulina que la persona obesa.

En México, un aspecto realmente preocupante es que una de cada cinco mujeres es realmente obesa, y la obesidad es un factor de riesgo que aumenta los índices de diabetes mellitus, hipertensión, artritis, hiperlipidemia y depresión. La obesidad está asociada con 300 mil muertes al año.

El doctor Sergio Zúñiga, vicepresidente de la Sociedad mexicana de nutrición y endocrinología, señala que el riesgo de padecer ataques al corazón, angina de pecho, embolias e infartos cerebrales es de dos a tres veces mayor en las personas obesas.

¿Que podemos hacer para producir menos insulina y evitar el sobrepeso y la obesidad? Algunos estudios efectuados en pacientes diabéticos revelan resultados asombrosos basados en el índice glicémico de los alimentos.

Capítulo III

El índice glicémico de los alimentos

Uno de los últimos descubrimientos en el campo de la nutrición es que la producción de insulina no sólo depende de la cantidad de azúcares que llegan a la sangre, sino también de la velocidad con la que se digieren y asimilan esos carbohidratos.

Tales velocidades se miden valiéndose del índice glicémico de los alimentos.

Gracias al descubrimiento del índice glicémico de los alimentos podemos adelgazar y mejorar nuestra salud.

El índice glicémico se mide en los alimentos que contienen carbohidratos o azúcares, que al ser digeridos y asimilados en el intestino aumentan los niveles de glucosa en la sangre.

La velocidad a la que se asimilan los azúcares o carbohidratos de los diferentes alimentos depende del tipo de nutrientes que contienen, de la cantidad de fibra presente y de la composición del resto de los alimentos presentes en el estómago y el intestino durante la digestión.

Los alimentos que contienen azúcares que llegan a la sangre a gran velocidad se conocen como alimentos de índice glicémico alto. Los que llevan el azúcar lentamente a la sangre, como alimentos de índice glicémico bajo.

Problemas ocasionados por los alimentos de alto índice glicémico

Cuando consumimos un alimento con un índice glicémico alto, los azúcares se asimilan en forma rápida, lo que incrementa de manera súbita los niveles de azúcar en la sangre. **El cerebro toma la cantidad de azúcar que necesita para funcionar, pero si detecta que en la sangre hay más azúcar de la que necesita, manda una señal al páncreas para que este órgano segregue insulina en grandes cantidades.** La insulina actúa como un portero que permite la entrada de los azúcares a las células; si las células musculares no pueden quemar toda la glucosa, el sobrante se almacena como grasa en el tejido adiposo.

Mientras más alto sea el índice glicémico de un alimento, más insulina es producida por el organismo. Por eso, no todos los alimentos que contienen carbohidratos producen la misma cantidad de insulina en el organismo.

Algunos alimentos son mejores que otros, dependiendo del tipo de nutrientes que contienen.

Las frutas y verduras crudas contienen grandes cantidades de fibra, lo que disminuye la velocidad de absorción de los azúcares en el intestino. En cambio, los azúcares del pan blanco y de las papas se absorben a gran velocidad y favorecen la producción de insulina, el gran almacenador de grasas.

Para medir el índice glicémico de los alimentos se administró una solución de glucosa a un grupo de voluntarios. Como la glucosa es el azúcar de la sangre, se le dio el valor de 100% a su velocidad de absorción.

Luego se fueron registrando las velocidades de los diferentes alimentos, comparándolos con la velocidad de la glucosa. Los azúcares de la mayoría de las frutas llegaron lentamente a la sangre, aproximadamente al 40% o 50% de la velocidad de la glucosa, mientras que los azúcares de los cereales llegaron a una velocidad del 80% al 90%.

Para algunos científicos los resultados fueron sorprendentes. Antes del descubrimiento del índice glicémico, se pensaba que los azúcares de las frutas eran digeridos a mayor velocidad que los carbohidratos complejos de los cereales.

Ahora sabemos que sucede todo lo contrario. **La mayoría de las frutas tienen un índice glicémico bajo, mientras que los cereales tienen un índice glicémico alto.**

Una papa horneada alcanzó un índice glicémico (IG) de 121, rebasando la velocidad de la glucosa, mientras que una manzana registró un IG de 46.

Para entender la importancia del índice glicémico, recordemos el ejemplo del tren. En el caso de los cereales, los vagones de azúcar llegan al mismo tiempo a la sangre y descargan su contenido, elevando abruptamente los niveles de glucosa y favoreciendo así la producción de insulina. Los azúcares de las frutas, en cambio, se digieren lentamente y van llegando de manera paulatina, sin alterar en forma brusca los niveles de azúcar en la sangre.

Para evitar la sobreproducción de insulina, y por consiguiente el almacenamiento de azúcar en forma de grasa, es importante reducir la velocidad a la que llegan los azúcares a la sangre.

El contenido de fibra de algunos alimentos retrasa la velocidad de absorción de los azúcares en el intestino, por lo que siempre será mejor consumir fruta entera que tomar jugos de fruta.

Los carbohidratos del arroz salvaje (integral de grano largo) llegan lentamente; en cambio, los del arroz de grano corto llegan rápidamente.

Otro factor que retrasa la velocidad de absorción es el tipo de nutrientes que contienen los alimentos.

Las proteínas y las grasas retrasan la absorción de los carbohidratos. Por ejemplo, el arroz llega más rápidamente a la sangre que los frijoles, ricos en proteína y fibra.

Los cereales (como el arroz, la avena, el maíz, el trigo y sus derivados: la tortilla, las pastas, las galletas y el pan) no requieren digestión en el estómago: pasan al intestino y son absorbidos de inmediato.

Las proteínas, en cambio, necesitan el ácido clorhídrico del estómago para ser digeridas y detienen a los alimentos que las acompañan.

Los azúcares del espagueti llegan lentamente por su contenido de semolina, un tipo de proteína; en cambio, los de las sopas instantáneas llegan más rápido, pues tienen más almidones.

Para detener la velocidad de absorción del pan, podemos combinarlo con un poco de queso o atún.

También las grasas retardan la velocidad de vaciamiento del estómago. Lo primero que pasa por el estómago son los carbohidratos, después las proteínas y finalmente las grasas. Como el estómago está en constante movimiento, si consumimos grasas los alimentos se revuelven y se detiene su velocidad de absorción.

Cuando sólo comemos arroz con verduras nos sentimos ligeros y al poco tiempo tenemos deseos de volver a comer. En cambio, si comemos arroz, carne y aguacate, nos sentimos satisfechos más tiempo.

Para evitar la sobreproducción de insulina se recomienda lo siguiente: si vas a comer galletas, come unas cuantas nueces; si deseas consumir una rebanada de pan, agrégale un poco de aguacate.

Con el descubrimiento del índice glicémico, la concepción de la manera de alimentarnos dio un vuelco inesperado. Ahora sabemos que el consumo de una papa horneada aumenta más los niveles de insulina que consumir azúcar blanca.

La manera de preparar los alimentos también tiene un efecto en la velocidad de absorción de los azúcares. Una zanahoria cruda tiene un índice glicémico de 35, mientras que cocida su IG aumenta a 85, debido al desdoblamiento de los almidones por la acción del calor.

En la medida en que consumamos frutas y verduras crudas, tendremos suficiente fibra para mantener estables los niveles de azúcar en la sangre, con lo que reduciremos el apetito y favoreceremos la pérdida de grasa.

Alimentos productores de insulina

Índice glicémico alto (alta producción)	*Índice glicémico bajo (baja producción)*
Glucosa	Fructuosa en polvo
Papa horneada	Frijoles
Papas fritas	Lentejas
Puré de papa	Chícharos
Arroz de grano corto	Arroz de grano largo
Arroz instantáneo	Arroz precocido
Avena instantánea	Avena integral
Atole	Jugo de tomate
Pan blanco	Pan de centeno sin cernir
Bolillo o *baguette*	Pan de salvado
Camote hervido	Verduras crudas
Zanahorias cocidas	Zanahorias crudas
Betabel	Fruta fresca
Hojuelas de maíz	Cereal con fibra
Sopa instantánea	Espagueti *al dente*
Plátano	Melón
Mango	Toronja

FACTORES QUE DISMINUYEN LA VELOCIDAD CON QUE LOS AZÚCARES LLEGAN A LA SANGRE

La fibra que contienen algunos alimentos retrasa la asimilación de los azúcares en el intestino. Por eso se recomienda consumir gran cantidad de vegetales crudos, como apio, acelgas, berros, espinacas, lechuga, etcétera. Y, cuando sea posible, consumir la fruta con cáscara. De preferencia, se deben evitar los jugos de fruta, que llevan los azúcares a la sangre con mayor velocidad. Pero si de cualquier forma quieres tomar un jugo, puedes agregarle fibra como la del apio, nopal o sábila.

Las proteínas y las grasas también disminuyen la velocidad con que llegan los azúcares a la sangre, por lo que se recomienda consumir un poco de proteínas y grasas siempre que se consuma algún carbohidrato.

¿QUÉ FUENTES DE CARBOHIDRATOS ELEGIR?

Lo ideal es elegir alimentos que contengan carbohidratos de bajo índice glicémico: nopales, yogur, frijoles de soya, cacahuates, ciruelas, chícharos, leche, frijoles, lentejas, duraznos, manzanas, jugo de tomate, tortillas de maíz, cereal de salvado, peras, melones y toronjas.

¿Qué fuentes de carbohidratos evitar?

Arroz, pasta instantánea, frutas en almíbar, jugos de frutas, pan blanco, zanahorias cocidas, plátanos, papas, palomitas, galletas, pan dulce, tortillas de trigo, elote, caramelos, refrescos y galletas refinadas.

Cuadro del índice glicémico de algunos alimentos

Alto índice glicémico (carbohidratos malos)	*Bajo índice glicémico (carbohidratos buenos)*
Glucosa: 100	Arroz salvaje: 50
Papa horneada: 121	Chícharos: 50
Puré de papa: 90	Cacahuates: 21
Miel: 90	Pan de arroz integral: 40
Azúcar refinada: 75	Yogur o leche: 35
Barra de chocolate: 69	Chocolate amargo: 22
Jaleas y mermeladas: 70	Fructuosa: 20
Pan integral: 75	Lentejas: 30
Plátano: 60	Fruta fresca: 30
Pasta: 78	Soya: 20
Donas o *wafles*: 109	Pan de granos mixtos: 48
Ración de cereal procesado con azúcar: 106	Avena: 40

Datos curiosos

Antes de que se descubriera el índice glicémico de los alimentos, los científicos pensaban que los azúcares simples, como el azúcar refinada, eran digeridos rápidamente por el organismo, aumentando los niveles de azúcar en la sangre, y que, en cambio, los azúcares complejos de los cereales se digerían con mayor lentitud. Hoy se sabe que los carbohidratos simples llegan a la sangre con mayor lentitud que los complejos. De este modo se han establecido los siguientes planteamientos, en los que puedes basarte para mejorar tu alimentación:

- Es mejor consumir fruta que papa horneada.
- Es mejor consumir helado que pasta.

- Si vas a consumir un plato de pasta, se recomienda combinarla con carne o queso.
- El plátano que está madurando es mejor que el plátano maduro, porque el plátano maduro contiene más azúcares.
- Es mejor consumir fructuosa en polvo que jarabe de fructuosa.
- El azúcar blanco tiene un índice glicémico más bajo que la miel.

Así, el índice glicémico nos ayuda a descubrir que adelgazar no sólo depende de contar calorías, sino de todo un sistema hormonal que ponemos a funcionar cada vez que comemos.

Cuando los azúcares llegan a la sangre en forma pausada, los niveles de glucosa permanecen estables durante las siguientes cinco horas, lo que nos ayuda a sentirnos satisfechos y nos brinda una mayor energía física y mental.

En la medida en que aprendas a elegir carbohidratos de bajo índice glicémico para tu alimentación, mejorarán tu salud, tu rendimiento y tu productividad.

Capítulo IV

El mundo mágico de los alimentos

Muchas veces nos preocupamos por las cosas materiales que poseemos y tratamos de cuidarlas lo mejor posible para que nos duren. Si compramos un coche le suministramos el mejor combustible y lo mandamos afinar cada seis meses.

En lo que a nosotros respecta, los alimentos naturales son el mejor combustible que podemos encontrar para que nuestro cuerpo funcione a su máxima capacidad.

Para entender el papel que los alimentos desempeñan en nuestra salud, se han dividido en cuatro grupos, dependiendo de la calidad y cantidad de nutrimentos que contienen.

1. Alimentos de origen animal

Entre ellos se encuentran la carne, el huevo, el pollo, los lácteos, pescados y mariscos. Estos alimentos proporcionan proteínas, calcio, hierro y vitamina D.

Las proteínas son a nuestro cuerpo lo que las varillas, ladrillos, arena y cemento son a una casa en construcción.

La proteína es la estructura básica de todas las células, forma parte de la hemoglobina de la sangre y del código genético que determina las características hereditarias. La proteína desempeña un papel fundamental en la formación de músculos, huesos, cabello, piel y uñas. También interviene en la formación de hormonas, anticuerpos y neurotransmisores.

Podemos comparar la proteína con una barda en la que están unidos varios ladrillos; de la misma manera, las proteínas están formadas por varios aminoácidos.

Los aminoácidos se pueden comparar con las letras del abecedario que se combinan para formar diferentes palabras. Existen 22 aminoácidos que se acomodan y se unen de diversas maneras para formar distintos tejidos. De estos 22 aminoácidos, todos, menos nueve, pueden ser elaborados por el organismo, y esos nueve, que se conocen como aminoácidos esenciales, deben ser suministrados mediante los alimentos.

Los alimentos de origen animal contienen proteínas completas que contienen los nueve aminoácidos esenciales. En cambio, las proteínas vegetales que encontramos en leguminosas como los frijoles y las lentejas, son incompletas y necesitan combinarse con cereales para mejorar su calidad. Así, combinando arroz con chícharos, tortillas con frijoles, o lentejas con pan, contribuimos a la formación de proteínas completas.

Los alimentos de origen animal contienen grasas saturadas, por lo que es importante que aprendamos a elegir opciones saludables, bajas en grasa. Por eso:

- Cuando compres carne, elige cortes magros como el bistec o el filete, y evita la chuleta, la costilla, el *t-bone* o el *rib eye.*
- Consume pollo o pavo sin piel.
- Prefiere los quesos bajos en grasa, como el panela, el Oaxaca o el *cottage.*
- Consume sólo de dos a tres yemas de huevo por semana.

Estudios realizados recientemente revelan la importancia de una dieta alta en proteínas. Más de 80 mil enfermeras fueron sometidas a un estudio que duró 20 años y que mostró, al cabo de ese tiempo, que quienes consumieron una mayor cantidad de proteína (de fuentes animales y vegetales) en su dieta, presentaron sólo un 75% de riesgo de padecer enfermedades cardiacas, en comparación con el 100% de riesgo de las que consumieron menores cantidades de proteína.

Las dietas de estas mujeres fueron elegidas por ellas mismas, sin intervención de los científicos. Se cree que aquellas que consumieron más proteína redujeron el consumo de carbohidratos y grasas.

El consumo excesivo de carbohidratos aumenta los niveles de triglicéridos en la sangre, una de las causas de enfermedades circulatorias.

En cambio, la ingesta adecuada de proteínas puede ayudar a alcanzar el peso ideal y mejorar la salud.

Muchos de mis pacientes me comentan que recuperaron su tono muscular y redujeron su apetito al consumir la cantidad adecuada de proteínas.

Se ha comprobado que ciertos aminoácidos encontrados en alimentos ricos en proteínas actúan como supresores del apetito:

- El **aminoácido** L-fenilalanina aumenta la producción de colecistoquinina, sustancia que manda señales de satisfacción al cerebro, haciendo que dejemos de comer.

- Otro **aminoácido**, el triptofano, aumenta la producción de serotonina, que disminuye el deseo de consumir carbohidratos.

Las proteínas estimulan la producción de glucagon, hormona que manda a la sangre el glucógeno almacenado en el hígado y estabiliza los niveles de azúcar, evitando la ansiedad de comer.

Consumir a manera de botana un poco de queso fresco antes de comer, o empezar la comida con proteínas vegetales como sopa de frijoles, lentejas o habas, disminuye la ansiedad de seguir comiendo. Si deseas adelgazar, también puedes optar por comenzar la comida con un plato fuerte a base de pollo, carne o pescado.

Los alimentos de origen animal también proporcionan **calcio**, sobre todo la leche, el queso, el yogur y algunos pescados como las sardinas y los charales. El 95% del calcio se encuentra depositado en los huesos y el 5% restante circula por la sangre y es necesario para favorecer las contracciones musculares.

Durante la etapa de la menopausia hay una caída en la producción de estrógenos, lo que disminuye la absorción de calcio en la mujer. Como se requiere de un porcentaje de calcio en la sangre para que los músculos se contraigan y el corazón siga latiendo, empieza a utilizarse el depósito de calcio de los huesos. Con el paso del tiempo, el hueso se vuelve poroso y débil y tiende a romperse fácilmente. La deficiencia de calcio provoca osteoporosis, la causa de invalidez más frecuente en las personas adultas.

El consumo de calcio no sólo es importante para prevenir la osteoporosis. Un nuevo estudio sugiere que el calcio también ayuda a evitar la hipertensión arterial, desorden que afecta a 6.3 millones de personas en Estados Unidos.

James H. Dwyer y sus colegas de la universidad de Medicina del sur de California, estudiaron a 6,634 hombres y mujeres durante 14 años. Los resultados de las investigaciones revelaron que las personas que consumen por lo menos un gramo de calcio al día mostraron una reducción de 12% en el riesgo de padecer hipertensión.

Tres raciones de lácteos al día contienen un gramo de calcio. Una ración de calcio equivale a una taza de leche descremada, 50 gramos de queso panela o una taza de yogur natural.

El consumo de calcio también es importante porque nos ayuda a protegernos de la contaminación ambiental. El calcio es un antagonista del plomo, de modo que si tenemos suficiente calcio en el intestino no absorbemos el plomo. Comenzar el día con unas quesadillas, queso *cottage* o yogur puede evitar el riesgo de intoxicación por plomo.

Para que el calcio pueda absorberse adecuadamente necesitamos consumir vitamina D. Esta vitamina ayuda a fortalecer huesos y dientes. Se encuentra sobre todo en los lácteos, en la yema de huevo y en algunos pescados.

La vitamina D es liposoluble, es decir, se disuelve en la grasa. Por lo que se requiere de una dieta con un adecuado contenido en grasas para obtener la cantidad suficiente de esta vitamina. Si consumimos leche *light* con un 1% de grasa se reduce su ingesta y aumentamos el riesgo de padecer osteoporosis. Por lo que es preferible consumir leche semidescremada con un 2% de grasa.

La luz del sol sobre la piel interviene en la producción de vitamina D. Por esta razón, se recomienda dar baños de sol a los bebés y a las personas ancianas, y realizar actividades al aire libre.

Estudios recientes revelan que la incidencia de osteoporosis ha aumentado, sobre todo entre mujeres que trabajan en lugares iluminados con luz artificial.

Otra vitamina que favorece la absorción del calcio es la vitamina C. Cuando agregamos jugo de limón a los charales, al pescado entero o a las piezas de pollo, mejoramos la absorción de calcio de los huesos.

Otro ingrediente importante que proporcionan los alimentos de origen animal es el **hierro**. Se encuentra principalmente en la yema del huevo y en las carnes rojas. El hierro es un mineral muy importante que interviene en la formación de hemoglobina y mejora la oxigenación de la sangre. Cuando las personas padecen deficiencia de hierro, es decir, anemia, se sienten desganadas, sin energía, y su piel se torna pálida.

En México existen índices elevados de anemia, sobre todo en los niños. Para mejorar esta deficiencia, algunos alimentos han sido adicionados con hierro, como los cereales de caja, las galletas y algunos pastelitos.

Sin embargo, el exceso de hierro también puede ser dañino para la salud.

El epidemiólogo Jukka Salonen y sus colegas de la universidad de Kuopio, observaron a 1,900 finlandeses varones de entre 42 y 60 años de edad por espacio de cinco años, midieron las reservas de hierro de su organismo y los interrogaron acerca de su alimentación. En el curso de la investigación, 83 de sus pacientes sufrieron infartos.

Entre los individuos con mayores reservas de hierro, el riesgo de sufrir un infarto resultó dos veces superior al de aquellos con menores reservas.

Walter Willet y sus colegas averiguaron que la ingestión abundante de hierro incrementa el riesgo de contraer una insuficiencia coronaria y sufrir infartos cardiacos.

Los expertos recomiendan reducir el consumo de carne roja, tomar complementos de vitaminas y minerales sin hierro y cereales no enriquecidos con este mineral y donar sangre. En un estudio efectuado en Italia, los donadores de sangre de entre 65 y 69 años presentaron una tasa de mortalidad del 50% respecto de los no donadores de la misma edad.

Hacia 1930, una persona que trabajaba en un anfiteatro observó que había mayor cantidad de muertes ocasionadas por infarto entre los hombres que entre las mujeres. Sin embargo, se dio cuenta de que, cuando las mujeres se encontraban en la etapa de la menopausia o habían sido sometidas a una histerectomía con extirpación de matriz, el número de muertes en ambos géneros comenzaba a igualarse. Esto lo hizo pensar que, de alguna forma, la menstruación protegía a las mujeres del riesgo de sufrir un infarto.

Hace 15 años se comprobó que tal teoría tenía algo de cierto. Durante la menstruación las mujeres eliminan hierro, componente básico de la sangre. El exceso de hierro en la sangre se convierte en una sustancia llamada ferritina, que favorece la oxidación de las grasas de las arterias, lo que ocasiona el endurecimiento de las placas de grasa y aumenta los riesgos de padecer un infarto.

Por ello, es recomendable que los hombres mayores de 35 años y las mujeres que se encuentran en la etapa de la menopausia o hayan sido sometidas a una histerectomía (cirugía de la matriz) eviten consumir multivitamínicos con hierro, o bien alimentos enriquecidos con este mineral.

2. Frutas y verduras

Las frutas y las verduras son muy importantes para la salud, ya que aportan vitaminas, minerales, agua y fibra.

El agua es vital para la vida. Nos hidrata y permite que las sustancias nutritivas sean transportadas a todas las células del organismo.

Las frutas y las verduras son también una fuente importante de fibra, sobre todo si las consumimos crudas o con cáscara. La fibra es muy importante, ya que favorece la salud del sistema digestivo.

Como el sistema digestivo del ser humano es incapaz de digerir la fibra o celulosa, hasta hace algunos años se pensaba que la fibra no tenía ninguna utilidad y en consecuencia todos los alimentos comenzaron a refinarse. Esto ocasionó que las personas empezaran a sustituir el consumo de frutas naturales por jugos envasados y que aparecieran en el mercado productos elaborados con azúcar blanca y harina refinada.

Años después, al evaluar las estadísticas de enfermedades en los diferentes continentes, se observó que en África la incidencia de enfermedades cardiovasculares y digestivas era mucho menor. Al observar los hábitos alimenticios se encontró que los africanos eran grandes consumidores de fibra, pues se alimentaban de frutas enteras y cereales integrales, mientras que los estadunidenses consumían refrescos embotellados y cereales refinados.

Sin la fibra necesaria, el organismo no puede eliminar los residuos con facilidad y sobrevienen las enfermedades. En cambio, si consumimos un buen plato de ensalada, fruta o cereales integrales, la fibra actúa como una especie de aserrín o escobilla que va limpiando el tracto digestivo. Para entender el funcionamiento de la fibra, podemos compararla con una esponja, que al entrar por la boca y bajar por el esófago, estómago e intestino, absorbe diferentes líquidos (la saliva y los jugos digestivos) y se va hinchando, provocándonos una sensación de saciedad. Cuando las células de las paredes del intestino detectan que se ha llenado, favorecen los movimientos peristálticos que preparan la evacuación intestinal.

Imaginemos un tubo de pasta de dientes: cuando está lleno se aprieta y el dentífrico sale con facilidad. Lo mismo sucede con el intestino. Y cuando está semivacío por falta de fibra, los alimentos se detienen y se fermentan, provocando gases e inflamación intestinal.

Consumir una ración de fruta por comida y un buen plato de ensalada, nos dará sensación de saciedad y nos ayudará a evitar el estreñimiento.

Las frutas y las verduras crudas también nos ayudan a eliminar toxinas, no sólo porque son fuentes importantes de fibra sino porque además contienen enzimas y clorofila. Las enzimas son las sustancias que la célula requiere para metabolizar los carbohidratos, proteínas y grasas. Las enzimas ayudan a la respiración celular y a la contracción de los músculos, facilitan la digestión y asimilación de los alimentos y favorecen la excreción de orina. La clorofila enriquece la sangre y sirve para combatir el crecimiento de tumores, sobre todo en los pulmones. Además, ayuda a deshacer coágulos en las arterias y disminuye la producción de nódulos linfáticos. La mayoría de las plantas contienen clorofila, pero principalmente las de color verde oscuro, como los berros, las acelgas, las espinacas o el brócoli. Por lo anterior, es esencial que consumas fruta entera, si se puede con cáscara y bagazo, para obtener la ración de fibra recomendada. En el mismo sentido, consumir tres tazas de ensalada cruda al día es uno de los mejores hábitos que podemos adquirir para mantenernos en buenas condiciones de salud.

Los fitonutrientes

Según investigaciones realizadas en la universidad de Cornell, se han descubierto más de 3,000 fitonutrientes en las frutas y verduras, sustancias capaces de protegernos de enfermedades como el cáncer y los trastornos cardiovasculares:

- El sulforane, presente en el brócoli y la coliflor, inhibe la producción de células cancerosas.
- La alicina, encontrada en el ajo, evita la formación de coágulos en la sangre.
- La capsicina, que forma parte de los pimientos, bloquea el ataque de las sustancias carcinógenas, protegiendo el DNA de las células.
- La genisteína del germinado de soya detiene el crecimiento de tumores.
- El licopeno del jitomate y la luteína de las espinacas evitan el daño celular.

El doctor David Heber, director fundador del Centro de nutrición humana de la universidad de California en Los Ángeles y autor del libro *¿De qué color es tu dieta?*, suguiere que consumamos al día ocho raciones de frutas y verduras, cada una de diferente color. Los expertos están convencidos de que los pigmentos que dan color a los alimentos contienen fitonutrientes capaces de evitar enfermedades.

El pigmento rojo de la sandía y el jitomate nos provee de licopeno, ideal para evitar el cáncer de próstata, mientras que el verde del brócoli contiene sulforane, que protege contra el cáncer de seno.

El color azul de los arándanos protege al cerebro, mientras que el naranja de las zanahorias promueve la salud del corazón.

"Elige los alimentos de colores brillantes y apetitosos", recomienda el doctor Daniel Nadeau, profesor de la Escuela médica de Tuffs y coautor del código de color.

En un estudio realizado por la Escuela de salud pública de Harvard, los hombres que consumieron 10 veces por semana alimentos preparados con jitomate, tuvieron la mitad del desarrollo de cáncer de próstata que quienes sólo consumieron estos alimentos una vez por semana.

El licopeno, un carotenoide encontrado en los jitomates, no sólo está asociado con una menor incidencia de cáncer de próstata; este poderoso antioxidante también ha demostrado tener un efecto protector contra el cáncer de estómago y esófago.

No es tan difícil consumir una buena cantidad de licopeno por día: dos onzas (60 mililitros) de puré de tomate (56 gramos), contienen más de 23 miligramos de licopeno en una forma asimilable. Esta cantidad de licopeno al día nos suministra un nivel de protección óptimo.

El jugo de jitomate crudo es una fuente muy pobre de licopeno, pues éste no puede ser absorbido. Preparar o guisar el jitomate con algún tipo de grasa, como el aceite de oliva u otro aceite vegetal, libera el licopeno del interior de las células del jitomate y le permite atravesar eficientemente las paredes del intestino hasta alcanzar el torrente sanguíneo.

Se recomienda preparar platillos a base de jitomate guisado, como queso panela a la mexicana y espagueti con puré de jitomate (puede ser envasado, pero debemos fijarnos que no contenga almidones) y aceite de oliva.

El betacaroteno es otro fitonutriente encontrado en los vegetales de color verde oscuro como las acelgas, los berros y las espinacas, y en los vegetales de color amarillo como la zanahoria y la papaya. Este ingrediente actúa como precursor de la vitamina A y favorece una buena visión. La deficiencia de esta vitamina provoca ceguera nocturna, que se manifiesta cuando no distinguimos entre las luces y las sombras.

Las frutas y verduras también contienen vitamina C, una de las más conocidas porque fue la primera que se descubrió. Cuando los españoles cruzaban el océano Atlántico para llegar a América, la larga travesía y la mala alimentación de los marineros los hacía padecer una deficiencia vitamínica llamada escorbuto, que se manifestaba en las encías sangrantes. Sin embargo, según consta en los tratados de las Indias, al llegar a las islas tropicales y consumir sus frutos los marineros se curaban de esa enfermedad.

El científico Linus Pauling descubrió que la vitamina C, que se encuentra en frutas cítricas como la naranja, la toronja, el limón y la piña, así como en el kiwi, la guayaba, el chile y la col, favorece la cicatrización y ayuda a prevenir infecciones.

La vitamina C también interviene en la formación de colágeno, proteína que mantiene la integridad de la piel. Con el paso de los años las fibras de colágeno se van deteriorando y la piel se vuelve delgada y flácida. El consumo de frutas ricas en vitamina C ayuda a recuperar la elasticidad y juventud de la piel.

Los vegetales de color verde oscuro también son ricos en vitaminas del complejo B, las encargadas de convertir los alimentos en energía y esenciales para la salud del sistema nervioso.

El organismo no distingue entre el estrés físico y el estrés emocional. Si al caminar nos saliera al encuentro un perro bravo, el organismo se prepararía para la huida proveyéndonos de energía para correr. Esto agotaría las reservas de vitamina B, lo cual nos haría sentir cansados, agotados.

Lo mismo sucede con el estrés emocional. Algunos estudios han demostrado que las personas que pasan por periodos de una carga intensa de trabajo o sufren por la pérdida de un ser querido, terminan por agotar sus reservas de vitamina B, lo que se manifiesta en síntomas de irritabilidad, depresión y falta de energía.

Consumir una buena cantidad de vegetales de color verde oscuro puede ayudarnos a evitar las consecuencias del estrés.

Las frutas y verduras también contienen fibras solubles que limpian el colesterol de las arterias. Las fibras solubles fermentan y cambian el contenido de ácidos grasos del colon; forman ácidos grasos de cadena corta que reducen la producción de colesterol en el hígado. Además, mantienen estables los niveles de azúcar en la sangre, ya que al fermentar mejoran el metabolismo de la glucosa.

Los alimentos con alto contenido de fibra soluble son el nopal, la manzana, el plátano y la zanahoria.

Los gliconutrientes

El organismo humano tiene la capacidad de transformar los azúcares, pero no puede producirlos por sí mismo, por lo que es esencial que los obtenga de la dieta. Sólo las plantas pueden crear sus propios azúcares utilizando agua, dióxido de carbono y energía solar, mediante el proceso llamado fotosíntesis.

Existen ocho sacáridos que son esenciales para el proceso de comunicación de la célula. Si los consumimos en cantidades adecuadas, los gliconutrientes pueden reactivar el sistema inmunológico, reducir alergias y evitar tumores cancerosos.

Los gliconutrientes, además, reducen los procesos de inflamación, como la artritis, y normalizan los niveles de colesterol y triglicéridos en la sangre. También ayudan a reparar la mucosa gástrica evitando las úlceras y la colitis.

Algunos gliconutrientes se encuentran en el aloe vera, la zanahoria, la pera, el rábano, el tomate, los champiñones, las manzanas y la toronja; otros en el ajo, la cebolla y la raíz de chicoria.

3. CEREALES Y LEGUMINOSAS

Los cereales (como el arroz, la avena, el maíz, el trigo y sus derivados: la tortilla, las pastas, las galletas y el pan) proporcionan carbohidratos. Las leguminosas (como los frijoles, las habas, las lentejas y los chícharos) proporcionan carbohidratos y proteínas.

Los carbohidratos de los cereales se digieren con facilidad y llegan a la sangre a gran velocidad, lo que brinda energía a las células musculares. Por ello, a los corredores de maratón se les recomienda cenar pastas y pan el día anterior a la competencia, de modo que sus músculos adquieran una carga de glucógeno suficiente para proveerles energía durante la carrera.

En cambio, los carbohidratos contenidos en leguminosas como los frijoles, las lentejas y las habas se digieren lentamente, pues su contenido de proteínas los obliga a detenerse en el estómago.

Las proteínas de las leguminosas se conocen como proteínas incompletas, porque carecen de un aminoácido llamado metionina. Sin embargo, si combinamos leguminosas con cereales, por ejemplo comiendo arroz con chícharos o tortillas con frijoles, mejoramos la calidad de las proteínas.

Los cereales también proporcionan vitaminas del complejo B, indispensables para la salud del sistema nervioso. El grano entero es rico en sustancias nutritivas, pero cuando se muele así tiende a hacerse rancio, por lo que al elaborar la harina se remueve el germen y con ello se pierden más de 20 sustancias nutritivas. Un ejemplo lo tenemos en la harina blanca, que carece del 60% del calcio original, 71% del fósforo y 73% de la vitamina E del grano de trigo entero.

Con este tipo de harinas refinadas se elabora la mayoría de los pasteles, galletas, pan y cereales de caja, que resultan pobres en contenido de tiamina y de todo el complejo de vitamina B. Si abusamos del consumo de cereales refinados terminaremos por manifestar síntomas de ansiedad, irritabilidad y cansancio. En cambio, si nos alimentamos con cereales integrales daremos a nuestro cuerpo los nutrimentos que necesita para mantener la salud.

Todos los cereales contienen una cáscara que los protege, a la que se conoce como salvado; es una fibra que se mezcla con nuestro bolo alimenticio y mejora la evacuación.

El consumo adecuado de fibra es básico para mantener la salud de nuestro organismo. La fibra regula la absorción de lípidos, carbohidratos y proteínas, y nos ayuda a evitar enfermedades cardiovasculares, cáncer, hipertensión, obesidad y diabetes.

Los alimentos ricos en fibras insolubles que facilitan la evacuación intestinal son los vegetales crudos, las frutas, los cereales integrales y las leguminosas.

Diversas organizaciones de salud recomiendan el consumo de 25 a 30 gramos de fibra al día.

Examina cuál es contenido de fibra de tu dieta:
Frijoles negros: 1/2 taza = 5 gramos
Lentejas: 1/2 taza = 4 gramos
Una manzana mediana = 4 gramos
Una naranja mediana = 3 gramos
Cuatro ciruelas = 3 gramos
1/2 taza de nopales = 3 gramos
Un plátano mediano = 2 gramos
Un durazno mediano = 2 gramos
1/2 taza de brócoli = 2 gramos
1/2 taza de calabacitas = 1 gramo
1/2 taza de All Bran = 8 gramos
1/2 taza de Bran Flakes = 3 gramos
Una rebanada de pan integral = 1 gramo
1/2 taza de pasta = 0.5 gramos

La soya, un alimento maravilloso

En Asia, el frijol de soya ha sido considerado un alimento y una medicina durante siglos. Es uno de los cinco cultivos sagrados, establecidos hace casi cinco siglos por el emperador chino Shang-nung.

La soya reduce los niveles de colesterol en la sangre cuando son mayores de 200mg.

Un estudio efectuado por Hamilton y Caroll, en el que fue evaluada la media de colesterol sanguíneo en una muestra de conejos alimentados con proteína vegetal de soya o con proteína animal durante 28 días, reveló que los conejos que fueron alimentados con huevos tuvieron niveles de colesterol de 235 mg/dl. En cambio, los que fueron alimentados con proteína de soya, tuvieron niveles de 15mg/decilitro.

Estudios efectuados por Anderson mostraron que, en los seres humanos, la proteína de soya reduce significativamente las concentraciones sanguíneas de colesterol total, colesterol malo (LDL) y triglicéridos.

La empresa DuPont reportó que, consumiendo 25 gramos de soya al día, se pueden reducir los niveles de colesterol y evitar el riesgo de padecer enfermedades cardiovasculares.

Además, la soya ha demostrado su utilidad para reducir síntomas de la menopausia como los bochornos y los sudores nocturnos, ya que contiene isoflavonas, sustancias que actúan como estrógenos naturales.

Sin embargo la soya es un alimento que, en dosis altas, puede producir alergia. Por ello, es importante que quienes consumen cantidades elevadas de soya estén atentos a los cambios que perciban en su organismo. La alergia puede manifestarse en problemas gastrointestinales, dificultades para respirar o ronchas en la piel.

El doctor Campbell, después de analizar la baja incidencia de enfermedades en los países asiáticos, en comparación con los países americanos, recomienda el consumo de soya, en especial a las personas con colesterol alto y a las mujeres con alto riesgo de cáncer de mama y órganos reproductivos o con riesgo de osteoporosis, así como a las que experimentan síntomas menopáusicos o no desean recibir tratamiento de reemplazo hormonal.

4. Las grasas

En los últimos años la grasa se ha convertido en el tirano de la alimentación. Se ha dicho que el consumo de grasa es el culpable de la obesidad y la mayoría de las enfermedades. Sin embargo, los últimos estudios reportan todo lo contrario.

Las grasas adelgazan:

En el departamento de nutrición del Brinham and Women's Hospital y en la escuela médica de Harvard, se llevó a cabo un estudio para detectar los efectos de las grasas en la pérdida de peso.

El objetivo era evaluar los resultados de una dieta moderada en grasas (35%), basada en la dieta mediterránea y compararla con una dieta baja en grasas (20%), comúnmente utilizada en las dietas de reducción de peso. En ambas dietas se controlaba el total de calorías.

El estudio tuvo una duración de 18 meses y se llevó a cabo con 101 personas con sobrepeso: hombres y mujeres entre los 18 y los 70 años, que vivían en un ambiente familiar.

Al evaluar los resultados se observó una reducción en el peso promedio de 4.1 kilogramos de grasa y 6.9 centímetros de cintura, en el grupo que consumió una dieta moderada en grasa, mientras que en el grupo que consumió una dieta baja en grasa sólo hubo una pérdida promedio de 2.9 kilogramos de peso y 2.6 centímetros de cintura.

Al finalizar el estudio, sólo el 20% de los que consumieron la dieta baja en grasa seguían participando activamente después de 18 meses, mientras que en el grupo que consumió la dieta con un contenido moderado de grasa hubo una participación del 54%.

El reporte indica que una dieta moderada en grasa y controlada en calorías ofrece una mejor alternativa para la reducción de peso, ya que permite una mejor adherencia de los participantes en un programa a largo plazo.

Un estudio reciente llevado a cabo por el doctor Cummings en la universidad de Washington reportó, niveles altos en sangre de una hormona llamada Grelina, producida por las células estomacales de personas que han sido sometidas a dietas de reducción.

Se cree que la producción de Grelina manda señales de hambre al organismo, como medida de protección para sobrevivir. La producción de Grelina aumentó en un 50% en aquellas personas que se sometieron a dieta de reducción. Lo que ocasiona que la persona vuelva a comer y no logre mantenerse en el peso deseado.

Los niveles de Grelina aumentaron cuando el estómago se encontraba vacío.

Una dieta moderada en grasas (35%) puede ser la solución para mantenernos delgados, ya que las grasas estimulan la liberación de enterogastrona, sustancia que actúa para inhibir la secreción y motilidad gástrica (capacidad del estómago para moverse espontáneamente), con lo que se vuelve lenta la liberación de las grasas hacia el duodeno. Como resultado, una porción de una comida con grasa puede permanecer en el estómago hasta cuatro horas o más, provocando sensación de saciedad.

En otro estudio reportado en el *New England Journal of Medicine*, donde se evaluó la salud de 350 000 personas, se demostró que la cantidad de grasa en la dieta no es tan importante como el tipo de grasa que consumas.

No todas las grasas son malas y existen algunas que producen beneficios a nuestra salud.

Las grasas transportan vitaminas liposolubles como las vitaminas A, D, E y K; forman hormonas y mantienen la temperatura del cuerpo. Además, protegen órganos internos como el corazón y los pulmones y son un aislante contra los golpes y las inclemencias del clima.

Cuando reducimos la ingesta de grasa por debajo de los niveles normales, se presentan deficiencias en la producción de hormonas. Esto se ha comprobado en mujeres anoréxicas que, al someterse a dietas muy estrictas, dejan de menstruar durante meses o incluso durante años.

Existen 3 tipos de grasas: 1) grasas de origen animal, 2) grasas de origen marino, 3) grasas de origen vegetal.

1. Grasas de origen animal

Entre ellas se encuentran la mantequilla, el chorizo, el tocino, la manteca y la crema. Contienen un porcentaje elevado de colesterol, un tipo de grasa que se adhiere a las arterias y forma una placa que con el tiempo se va engrosando y llega a impedir la circulación de la sangre.

Podemos comparar nuestras arterias con una carretera por la que circulan diversos vehículos: unos camiones depositan ladrillos en la carretera y otros los recogen y los conducen a los terrenos donde se construyen casas.

En nuestras arterias sucede algo semejante: hay unas sustancias, llamadas lipoproteínas de baja densidad (LDL) que depositan el colesterol en las arterias, mientras que otras, las lipoproteínas de alta densidad (HDL), lo recogen y lo llevan a las células para formar hormonas.

En la medida en que abusamos del consumo de alimentos de origen animal aumentamos la proporción de LDL, también conocido como colesterol malo. Esto ocasiona que en las arterias se deposite más colesterol del que se puede recoger, lo que termina por impedir la circulación de la sangre. A la larga, esta situación puede ocasionar un infarto.

2. Grasas de origen marino

Entre la población esquimal se realizó un estudio para evaluar los niveles de colesterol en la sangre. Antes del estudio, los científicos conjeturaban que esta población presentaría muy altos niveles de colesterol en la sangre, ya que los esquimales se alimentan principalmente de grasas de oso y foca. La sorpresa fue que la mayoría de ellos mostraban niveles normales de colesterol.

Luego de algunos estudios sobre su alimentación, se descubrió que los pescados de agua fría, que también formaban parte de su dieta, contienen un ácido graso llamado omega 3, que incrementa la producción de lipoproteínas de alta densidad, las que recogen el colesterol de las arterias y lo llevan a las células para producir hormonas.

El ácido graso omega 3 se encuentra principalmente en los pescados de agua fría: salmón, atún, macarela, arenque, trucha, sardina. Otras fuentes importantes de omega 3 son el aceite de canola y la semilla de linaza.

La falta de equilibrio entre los ácidos grasos omega 6 y los ácidos grasos omega 3 se ha asociado con la aparición de enfermedades crónicas como la diabetes, la artritis reumatoide, la colitis, la depresión y los trastornos cardiovasculares.

En general, la dieta estadunidense es muy alta en ácidos grasos omega 6, que se encuentran en los aceites vegetales, y muy baja en ácidos grasos omega 3, que podemos encontrar en los pescados de agua fría. Sin la cantidad adecuada de omega 3, las células cerebrales no pueden formar neurotransmisores, emitir señales y absorber la cantidad necesaria de serotonina para mantenernos relajados y de buen humor.

Para recuperar el equilibrio de los ácidos grasos, comienza por agregar una cucharada de semilla de linaza a tu dieta diaria. Puedes añadirla al licuado matutino o combinarla con el aderezo de la ensalada. También puedes encontrar cantidades suficientes de omega 3 en el aceite de canola y las semillas de girasol. Tras algunos meses de consumir mayor cantidad de pescados de agua fría, semilla de linaza y aceite de canola, comenzarás a notar que tu cabello y tus uñas se vuelven más resistentes y cada día te encuentras de mejor humor.

3. *Grasas vegetales*
Las grasas vegetales se encuentran en semillas como la nuez, la almendra, el pistache, los cacahuates y las pepitas, y en los aceites de maíz, girasol, ajonjolí, cártamo y otros.

Las nueces previenen el cáncer

Un informe reciente, publicado por el Instituto americano del cáncer y la Fundación mundial de investigación sobre el cáncer, mostró que las nueces contienen grandes cantidades de ingredientes bioactivos que fortalecen la salud, entre ellos fitoquímicos, vitaminas, minerales y fibra.

Existen numerosos estudios que demuestran que la nuez puede prevenir el cáncer de colon en ratones de laboratorio y evitar la proliferación de células cancerosas en la próstata y el pulmón. En estos experimentos *in vitro*, dos fitoquímicos específicos, la quercitina y el kaemferol, han probado su eficiencia en la lucha contra el cáncer.

Un estudio reciente publicado en la revista *Neurology*, reveló que la grasa y las proteínas de la dieta pueden proteger contra cierto tipo de demencia en las personas que han sufrido un infarto. Dicho estudio mostró que los individuos que eligieron seguir una dieta alta en grasas y proteínas y baja en carbohidratos, tuvieron 57% menos posibilidades de desarrollar demencia después de un infarto, en comparación con los que eligieron la dieta tradicional, alta en carbohidratos y baja grasas y proteínas.

Las razones pueden estar relacionadas con los siguientes factores: las proteínas y las grasas contribuyen a restaurar las paredes de las venas y arterias cerebrales, a la vez que el contenido de vitamina E de las grasas actúa impidiendo la oxidación del colesterol en las arterias; en cambio, el elevado consumo de carbohidratos refinados (alimentos elaborados con harina blanca o azúcar refinada) favorece la producción de ácido palmitico, una grasa saturada que aumenta la producción de trigliceridos, es decir, de grasas que disminuyen el flujo sanguíneo.

Mitos y verdades acerca de la grasa

Mito 1. Las grasas que consumimos están relacionadas con la cantidad de grasa que acumulamos en el cuerpo.
No necesariamente. Podemos consumir poca grasa durante el día y sin embargo tener un porcentaje elevado de grasa corporal.

Algunos alimentos *light* son bajos en contenido de grasa, pero contienen almidones. Si consumimos demasiados azúcares o almidones acabamos por convertirlos en grasas que se depositan en el tejido adiposo.

Son tres los macronutrientes que proporcionan calorías. Los carbohidratos, que proporcionan 4 kilocalorías (kcal) por gramo. Las proteínas, que aportan 4 kcal por gramo. Y las grasas, que proporcionan 9 kcal por gramo y por ello es que se ha recomendado disminuir su consumo en la alimentación. Sin embargo, el consumo de grasas en la cantidad adecuada es excelente para adelgazar de manera sana. De hecho, las grasas nos ayudan a bajar de peso y mantienen nuestra piel firme y lubricada.

La realidad es que el consumo excesivo de grasas no es el único culpable del sobrepeso. Si consumimos más calorías de las que nuestro cuerpo necesita, sea en carbohidratos, proteínas o grasas, vamos a acumularlas en nuestro organismo.

Pensemos en las calorías como en la energía que necesita un tren de vapor para llegar a su destino en un día. Si ponemos más carbón del necesario, no se va a quemar y va a quedarse ahí, estorbando.

Abundan las personas que cocinan sin grasa, consumen carnes asadas y ensaladas con limón, pero agregan una gran cantidad de carbohidratos que terminan por convertirse en grasa corporal.

Verdad 1. Consume grasa y adelgaza
Las grasas favorecen la liberación de una hormona llamada colecistoquinina, que avisa al cerebro que estás satisfecho. Así, añadir un poco

de grasa en cada comida puede ayudar a eliminar el apetito. Es recomendable que elijas grasas saludables como almendras, cacahuates, nueces o aguacate, aceite de oliva o aceite de canola.

Mito 2. El consumo de grasas aumenta los triglicéridos en la sangre.
Algunas personas que se someten a análisis clínicos registran altos niveles de triglicéridos e inmediatamente piensan que están relacionados con las grasas que consumen. Sin embargo, el aumento de triglicéridos generalmente se debe al abuso de carbohidratos como pan, arroz, tortillas, galletas, pasteles y refrescos.

Mito 3. Las grasas vegetales son buenas, las animales son malas.
Por lo general, las grasas vegetales no afectan los niveles de colesterol en la sangre, aunque existen excepciones, como las grasas de coco o palma, que contienen grasas saturadas que sí incrementan los niveles de colesterol.

Grasas animales como la mantequilla, el chorizo y la crema, así como los embutidos y algunos mariscos como los ostiones y las almejas, sí aumentan los niveles de colesterol en la sangre y favorecen el riesgo de padecer enfermedades cardiovasculares.

En cambio, las grasas de las semillas del tipo de las almendras, las nueces y el ajonjolí, son fuentes de calcio, zinc y vitaminas que favorecen la salud de nuestro organismo.

Es muy importante que cambiemos nuestros hábitos alimenticios y reduzcamos o suprimamos el consumo de embutidos (salami, salchichas, chorizo) que empobrecen nuestra salud y nos ponen en riesgo de padecer un sinnúmero de enfermedades.

Verdad 2. Las grasas sólidas son malas.
Las grasas que se encuentran en estado sólido a temperatura ambiente, como la manteca, el tocino, el chorizo, son grasas saturadas que aumentan los niveles de colesterol en la sangre e incrementan el riesgo de padecer un infarto.

Algunas grasas vegetales pueden provocar serios daños a la salud. El estudio de Iowa donde se evaluó a 61 471 mujeres, reportó un aumento de 50% de cáncer de seno en aquellas que consumían una dieta rica en margarinas y grasas hidrogenadas, como la manteca vegetal.

Verdad 3. Las grasas líquidas son buenas para la salud.
Las grasas que se encuentran en estado líquido a temperatura ambiente, como los aceites de maíz, cártamo, canola, girasol y oliva, son bue-

nas para la salud, siempre y cuando no se utilicen a temperaturas altas que afecten su composición química.

Aderezo contra infartos
Un estudio publicado en el *American Journal of Nutrition* reveló que las mujeres que consumen aceite y vinagre en su ensalada diaria pueden reducir el riesgo de un ataque cardiaco.

El aceite de oliva contiene una gran cantidad de ácido alfa-linoleico, una grasa poliinsaturada que evita la formación de placas en las arterias. También es posible que los antioxidantes naturales del aceite de oliva ayuden a impedir la oxidación del LDL o colesterol malo, causa principal de la obstrucción de las arterias. El aceite de oliva que más se recomienda es el extravirgen, que ha sido prensado en frío y no contiene solventes químicos.

Verdad 4. Las grasas nos ayudan a evitar el envejecimiento prematuro.
Las grasas vegetales son ricas en vitamina E, un antioxidante muy poderoso que retrasa el envejecimiento de la piel y nos ayuda a evitar enfermedades relacionadas con el deterioro de las células, como el cáncer, las cataratas, el enfisema pulmonar, la artritis y la enfermedad de Alzheimer.

Tres maneras de reducir la cantidad de grasa al cocinar

1. Reduce progresivamente la cantidad de aceite indicado en la receta, hasta que llegues a utilizar la mitad.
2. Cuando elijas atún, prefiere el que viene en agua y escoge los quesos frescos en vez de los maduros.
3. Puedes reducir la cantidad de aceite que usas al cocinar tapando la sartén en que preparas la comida; esto conserva la humedad y evita que los alimentos se peguen.

"Toma de 8 a 10 semanas acostumbrarnos al sabor de alimentos bajos en grasa", opina el doctor Richard Mattes, profesor de nutrición de la universidad de Purdue, pero una vez habituados, llegamos a preferir los alimentos bajos en grasa.

Cambia las grasas saturadas por grasas buenas

Es preferible	*En vez de*
Leche semidescremada	Leche entera
Yogur bajo en grasa	Crema
Queso panela o *cottage*	Queso manchego o Chihuahua
Nieve de agua	Helado de leche
Claras de huevo	Yemas de huevo
Pollo o pavo sin piel	Pato o codorniz
Atún en agua	Atún en aceite
Pescado	Ostiones o almejas
Carne de res magra	Carne de puerco o cordero
Hierbas, vino	Salsas espesas
Salsas de chile	Salsas de carne
Verdura cruda	Papas fritas o chicharrón
Agua o té	Malteada o chocolate
Palomitas naturales	Palomitas con mantequilla
Pan integral	Pan dulce
Pastel de fruta	Pastel de queso
Gelatina	Natilla o budín

A veces nos parece increíble que, para conservar la salud, baste con una alimentación sencilla y natural a base de verduras y frutas frescas, proteínas, cereales integrales, aceites y semillas.

Gracias a los alimentos, tenemos al alcance de la mano la oportunidad de gozar de una vida plena de salud física y mental.

Capítulo v

Los peligros de una mala alimentación

Los peligros de la sal

Algunos expertos aseguran que comer demasiada sal puede dificultar o impedir la absorción de calcio en el cuerpo. Su excesivo consumo puede sobreestimular las glándulas suprarrenales, lo que ocasiona agotamiento, fatiga crónica e hipertensión. El abuso en el consumo de sal aumenta la retención de líquidos en el cuerpo y proporciona una presión adicional al corazón. Por último, crea acidez estomacal, lo que establece la condición ideal para desarrollar úlceras. El consumo de alimentos salados se ha relacionado también con el acné.

Disminuye la sal de tu dieta

Para evitar el abuso de la sal, limita el consumo de alimentos enlatados. Para sazonar tus platillos utiliza especias o vegetales deshidratados y **utiliza con moderación el consomé de pollo, la salsa de soya y otros sazonadores**. Asimismo, reduce la ingesta de carnes frías y embutidos.

El consumo elevado de sal puede ocasionar acumulación de líquidos en el organismo, lo que generalmente se percibe en la hinchazón de manos y pies. La retención de agua, o edema persistente, puede ser un indicador de enfermedades cardiovasculares o problemas de hígado, vejiga o riñón, o puede ser resultado de alguna alergia.

Para reducir o evitar la retención de agua, se recomienda consumir de dos a tres litros de agua al día. Se recomienda que sea agua de jamaica, por su efecto diurético, y mientras hierve se le puede añadir perejil o cabellos de elote.

El promedio de ingesta de sodio en la mayor parte de las poblaciones se encuentra por encima de los niveles recomendados para cubrir las necesidades fisiológicas. Aunque existen mecanismos que regulan de manera eficiente la excreción del sodio sobrante, el exceso de sodio ha demostrado ser potencialmente dañino.

Varios países, así como la Organización mundial de la salud (OMS), han adoptado recomendaciones para reducir la ingesta de sodio en la dieta, que debe ser de 2 a 4 gramos al día, equivalente a de 5 a 10 gramos de cloruro de sodio como máximo. Actualmente, en Estados Unidos las guías dietéticas recomiendan límites de 2.5 gramos, lo que equivaldría a media cucharadita de sal por día.

La principal razón para recomendar la disminución de la ingesta de sodio es la relación existente entre los altos consumos de sodio y la presión arterial alta. Existen evidencias de que el riesgo de desarrollar enfermedades cardiovasculares se vincula estrechamente con los rangos de ingestión de sodio.

Los riesgos del alcohol

Estudios recientes han llegado a la conclusión de que las personas que beben alcohol en pequeñas cantidades tienen menor riesgo de padecer enfermedades cardiovasculares que las personas que no beben. Sin embargo, los que toman alcohol en exceso no gozan del mismo efecto protector.

Aunque no se ha entendido por completo cómo opera en el organismo el consumo de alcohol, se sabe que el consumo de cantidades moderadas aumenta los niveles de lipoproteínas de alta densidad (HDL), comúnmente conocidas como colesterol bueno. Algunas evidencias afirman que el alcohol disminuye la agregación plaquetaria, lo que disminuye el riesgo de sufrir una obstrucción de las arterias coronarias.

En los países mediterráneos, donde se consume una copa de vino tinto al día, el índice de mortalidad por enfermedades coronarias ha disminuido. Sin embargo, en las personas que consumen tres o más copas de alcohol al día se han observado daños en el músculo cardiaco y otros problemas de salud.

El consumo de alcohol en exceso ocasiona deficiencias de vitaminas B1, B2, B6, niacina, ácido fólico, vitamina C, magnesio, sodio, potasio, cloro y zinc.

La adicción a la cafeína

La cafeína es un alcaloide que se puede extraer del café, el té o el mate. Según el doctor John Huges, profesor de siquiatría de la universidad de Vermont, la cafeína es una sustancia que puede crear adicción y afecta a nivel cerebral las emociones o las acciones de una persona, haciendo que cambien su estado de ánimo y su conducta.

De acuerdo con la definición proporcionada por la Organización mundial de la salud, la adicción es un estado de intoxicación, periódico o crónico, producido por el consumo repetido de una sustancia.

Una taza de café puede despejar la mente, mantenernos alerta y más concentrados. Sin embargo, el café consumido en exceso puede causar ansiedad y tensión.

La cafeína irrita las mucosas digestivas y puede ocasionar agruras, amén de que tiene un efecto diurético y provoca la descalcificación de los huesos. También reduce las concentraciones de vitamina B en el organismo, con lo que afecta la salud del sistema nervioso.

¿Cómo decir adiós al café?

Tomar grandes cantidades de café afecta la salud de nuestro organismo. Cuando tomamos la decisión de abandonar el café comenzamos a tene· uno o varios de los siguientes síntomas: fatiga, dolor de cabeza, depresión y dificultad para concentrarnos. Esto se debe a que la cafeína tiene efectos adictivos. Sin embargo, vale la pena hacer el sacrificio, ya que los efectos sólo duran unos cuantos días y al cabo de una semana desaparecen por completo.

Reducir o dejar el consumo de café te dará grandes recompensas. Varios estudios coinciden en que una dosis elevada de cafeína aumenta la incidencia de osteoporosis, úlceras, gastritis, taquicardia e hipertensión arterial. Otros estudios han mostrado que existe una relación entre las personas que consumen mayor cantidad de cafeína y algunos problemas de fertilidad y el aborto.

Los últimos estudios indican que algunos derivados de la cafeína estimulan la producción de insulina. De modo que si abusamos del consumo de café negro o refrescos de cola (aunque sean dietéticos) estaremos incrementando la necesidad de azúcar de nuestro organismo, lo que aumentará nuestro deseo de alimentos dulces y, por consiguiente, nuestro peso.

¿Cómo eliminar o reducir el consumo de café? La mejor manera de evitar el síndrome de abstinencia es comenzar por reducir de manera paulatina la cantidad de cafeína que tomamos diariamente. Si bebes cinco tazas de café o cuatro de té o seis latas de refresco de cola, puedes reducir su consumo 25% cada semana.

La primera semana comienza por mezclar tu bebida preferida con una bebida descafeinada en proporciones iguales. O bien, al adquirir café de grano elige una mezcla de la mitad del café con cafeína y la otra mitad descafeinado.

En el caso de los refrescos de cola, comienza por agregarles un poco de agua natural o mineral, hasta que el hábito desaparezca por completo.

El efecto de los refrescos en la salud

El consumo de refrescos se ha incrementado en los últimos tiempos. Lamentablemente, en nuestro país ocupa un lugar muy importante en la alimentación. México tiene el primer lugar en consumo de refrescos per cápita en el mundo.

Actualmente, los industriales de refrescos están utilizando jarabes de alta fructuosa derivados del maíz que contienen azúcares (carbohidratos) que llegan a la sangre a mayor velocidad que la azúcar de mesa, lo que va a provocar mayores riesgos para la salud. La razón es que para almacenar el azúcar se requiere de mayores recursos económicos que para el jarabe de alta fructuosa y además esta es muy fácil de manejar.

El consumo de refrescos con azúcar provoca obesidad y sobrepeso, pues estas bebidas contienen grandes cantidades de sacarosa, glucosa y fructuosa, azúcares que llegan rápidamente a la sangre provocando un aumento de insulina que les permite pasar a los tejidos y convertirse en grasa. Se ha asociado el aumento del consumo de refresco con la obesidad hasta en un 34%.

Se ha observado que el consumo de un litro por día ocasiona el aumento de un kilo de peso en tres semanas. Además, el consumo de refresco desplaza el consumo de alimentos nutritivos como las frutas. El refresco, además, daña la salud de los dientes, ya que disuelve el esmalte dental y ocasiona caries.

En los niños se ha relacionado el consumo de refrescos con la hiperactividad y hay testimonios que muestran que al disminuir 50% el consumo de azúcares y refrescos, mejora el comportamiento en el 42% de los casos.

Los refrescos carbonatados o refrescos de cola contienen cantidades importantes de cafeína, lo que puede provocar trastornos de sueño. Durante el sueño se estimula la hormona del crecimiento, por lo que un sueño profundo y reparador puede ayudar a un adecuado crecimiento en el niño y a la formación de músculo en el adulto.

Además, los refrescos con gas contienen ácido fosfórico, lo que dificulta la absorción de calcio y tiende a ocasionar osteoporosis.

El mito de los refrescos *light*

La mayoría de los refrescos de cola sin azúcar contienen cafeína, sustancia que estimula la producción de insulina. Como ya mencionamos anteriormente, el aumento de insulina hace que disminuya el nivel de azúcar en la sangre y que, en consecuencia, a las pocas horas sintamos la necesidad de consumir carbohidratos. De esta forma, las personas que consumen grandes cantidades de refrescos de dieta entran fácilmente al "círculo vicioso de los carbohidratos": comer y comer.

Los sustitutos del azúcar

La sacarina

Descubierta en 1879, es el más antiguo sustituto de azúcar. No es utilizada por el organismo y tiene un poder endulzante 350 veces más fuerte que la sacarosa del azúcar natural. Tiene la ventaja de que es estable en soluciones ácidas y tolera temperaturas moderadas. Se ha considerado cancerígena cuando se consume en cantidades de 2.5 miligramos por kilogramo de peso, lo que correspondería a entre 59 y 72 kilogramos de azúcar para el adulto de peso promedio.

La sacarina era el sustituto más comercial antes del descubrimiento del aspartame.

El aspartame

Fue descubierto en 1965 por James Schlatter, un investigador del laboratorio Searle. Este sustituto del azúcar esta formado por la combinación de dos aminoácidos: ácido aspártico y fenilalanina. Su capacidad endulzante es entre 180% y 200% más elevada que la de la sacarosa. Más de 60 países lo utilizan en la producción de alimentos y bebidas.

Los endulzantes artificiales han sido materia de discusión durante los últimos cinco años. En 1980, la Organización mundial de la salud aceptó su consumo en virtud de que no mostraron efectos tóxicos.

Sin embargo, el consumo de endulzantes artificiales puede tener efectos colaterales en el organismo. Cuando las glándulas salivales detectan el sabor dulce, el organismo se prepara para digerir carbohidratos. Como no los encuentra, se desconcierta y se prepara para aprovechar al máximo el momento en que se consuman carbohidratos, lo que lo lleva a producir un exceso de insulina. Algunos estudios han encontrado un exceso en la producción de insulina en las personas que abusan del consumo de endulzantes artificiales. Y la insulina, como hemos visto, favorece el almacenamiento de carbohidratos en forma de grasa en el organismo.

Lo ideal sería que aprendiéramos a disfrutar del sabor de los alimentos naturales y no fomentáramos en nuestra dieta el consumo y la afición excesiva por las cosas dulces, se trate de bebidas o de alimentos. Tomar agua natural o leche descremada es mucho mejor que tomar refrescos con endulzantes. No olvidemos que, además, el ácido fosfórico contenido en el gas de los refrescos ocasiona descalcificación de los huesos.

Fructuosa

El consumo de fructuosa tiene grandes ventajas, en comparación con los endulzantes artificiales. La fructuosa es un azúcar natural que no engaña al cuerpo. Además, tiene un índice glicémico de 20, por lo que no provoca tanta liberación de insulina. Su densidad es la misma que la del azúcar, por lo que puede usarse para hornear. No obstante, es recomendable limitar su consumo para no llevar tantos azúcares a la sangre, pues esto puede ocasionar aumento de triglicéridos, sobrepeso, obesidad y diabetes.

Capítulo VI

La dieta de los asteriscos

Llegamos al siglo XXI después de recorrer un largo camino en cuanto a los conocimientos sobre nutrición. Como en todo recorrido, la búsqueda de soluciones a los problemas de salud nos ha llevado a caer en extremos en las recomendaciones sobre alimentación.

Ciertos médicos, encabezados por el doctor Atkins, han abogado por una dieta alta en grasas animales, que provoca daños en el sistema circulatorio. Unos más, con base en la pirámide nutricional, han recomendado una dieta alta en carbohidratos, que ha aumentando los índices de sobrepeso, diabetes y triglicéridos en la sangre. Otros han subrayado las bondades de una dieta alta en proteínas, que provoca sobrecargas de trabajo en los riñones y produce un exceso de ácido úrico.

¿Cual es la dieta que nos permite adelgazar y mejorar nuestra salud?

La dieta de los asteriscos

La dieta de los asteriscos es la base del equilibrio. Propone la combinación ideal de los diferentes nutrimentos con el fin de obtener la respuesta hormonal adecuada, lo que permite adelgazar y mantenerse sano.

La dieta de los asteriscos es un sistema nutricional completo y novedoso que te permitirá mejorar tu calidad de vida y alcanzar el peso que tanto has deseado.

Te ayudará a perder grasa sin perder músculo, aumentará tu concentración y tu memoria, e incrementará tu rendimiento físico.

La dieta de los asteriscos es resultado de 15 años de estudio y práctica en un consultorio particular, por lo que ofrece un método fácil y accesible para bajar de peso sin excesivos sacrificios. Es la dieta ideal, ya que puede adaptarse a ti, a tus gustos y preferencias, a tu estilo de vida.

La dieta de los asteriscos contiene la cantidad indispensable de proteínas para reparar tus músculos y tejidos sin dañar tus riñones.

Es rica en grasas poliinsaturadas (aceites líquidos) y aceites marinos que eliminarán el exceso de colesterol, te ayudarán a formar hormonas y permitirán que adelgaces conservando la juventud y lozanía de los tejidos de la piel. Es rica en fibra, vitaminas, minerales y fitonutrientes que te permitirán evitar enfermedades y conservar la salud.

El ABC de los asteriscos

El primer paso para mejorar nuestra salud es conocer cual es nuestro peso ideal y diseñar una dieta que nos ayude a alcanzarlo.

El peso ideal puede calcularse mediante el índice de masa corporal (IMC):

Paso 1

Peso Ideal: = estatura por estatura (estatura al cuadrado) por IMC.

Índice de masa corporal
En las mujeres, IMC = 20.9
En los hombres, IMC = 22.4

Ejemplo:
Para una mujer de 1.68 cm de estatura
Peso ideal: multiplicar 1.68 por 1.68 por 20.9 = 58.9. Peso ideal = 59 kg.
Para un hombre de 1.75 de estatura
Peso ideal: multiplicar 1.75 por 1.75 por 22.4 = 68.6. Peso ideal = 69 kg.

Si eres mujer:
Multiplica: estatura x estatura x 20.9 = _______ = Peso ideal.
Esta cifra debe ajustarse de acuerdo con tu complexión.

Si eres de huesos angostos resta cuatro kilos del peso ideal.
Si eres de huesos medianos deja el resultado como está.
Si eres de huesos anchos aumenta 4 kilos al peso ideal.

Si dudas cual es tu tipo de complexión mide con una cinta métrica la circunferencia de tu muñeca y divide:

$$\frac{\text{Tu estatura (sin punto decimal)}}{\text{Circunferencia de tu muñeca}} = \text{complexión}$$

Huesos angostos, resultado mayor de 11.
Huesos medianos, resultado entre 10.1 y 11.
Huesos anchos, resultado menor de 10.1.

Si eres hombre:
Multiplica: estatura x estatura x 22.4 = ______, peso ideal.
Esta cifra debe ajustarse de acuerdo con tu complexión.

Si eres de huesos angostos resta seis kilos del peso ideal.
Si eres de huesos medianos deja el resultado como está.
Si eres de huesos anchos aumenta seis kilos al peso ideal.

Si dudas en cuanto a tu tipo de complexión puedes calcularla así:
Mide la circunferencia de tu muñeca y realiza este cálculo:

$$\frac{\text{Tu estatura (sin punto decimal)}}{\text{Circunferencia de tu muñeca}} = \text{complexión}$$

Huesos angostos, resultado mayor de 10.4.
Huesos medianos, resultado entre 9.6 y 10.4.
Huesos anchos, resultado menor de 9.6.

Si te encuentras cerca del peso ideal con dos o tres kilos de diferencia, no te preocupes, siempre existe un rango de peso ideal y puedes conservarte como estás. Nadie mejor que tú sabe cuál es realmente tu peso ideal, el peso en el que te has sentido bien, con energía y un buen rendimiento físico y mental.

Es necesario subrayar que el peso ideal que calcules con este índice es un valor aproximado, ya que el peso ideal varía de acuerdo con el porcentaje de músculo y grasa. Algunas personas realizan mucho ejercicio y, debido a que el músculo pesa, pueden encontrarse por encima del peso ideal y estar en perfectas condiciones físicas, mientras que otras pueden estar en el peso ideal y sin embargo tener un alto porcentaje de grasa en el organismo.

El músculo ocupa el volumen de un kilogramo de jamón, mientras que la grasa el equivalente a un kilogramo de manteca vegetal. Por eso, si tus medidas no son las adecuadas, puedes empezar desde ahora a quemar grasa y sustituirla por músculo.

Paso 2

Una vez que conoces tu peso ideal puedes verificar la cantidad de calorías diarias que necesitas para mantenerte en él.

¿Cómo cálcular nuestra necesidad de calorías?

Multiplica el peso ideal por tu actividad física:
Peso ideal por 30 si tienes una actividad física sedentaria (no realizas ejercicio).

Peso ideal por 35 si realizas ejercicio moderado (30 minutos al día).

Peso ideal por 40 si realizas ejercicio intenso (1 hora a 2 horas al día).

Peso ideal por 50 si te encuentras en periodo de entrenamiento (más de 2 horas al día).

Si eres mujer y estás embarazada, aumenta 300 calorías a la cifra resultante.

Si estás en etapa de lactancia aumenta 500 calorías al día.

Los datos que obtengas indicarán la cantidad de calorías diarias que se necesitan para mantenerte en el peso ideal.

Si deseas un cálculo exacto que tome en cuenta tu edad y actividad puedes consultarlo en www.dietasalamedida.com

Cálculo de asteriscos

Divide entre 300 el número de calorías que te corresponda y obtendrás la cantidad de asteriscos que debes consumir cada día para mantenerte en el peso ideal.

Si te encuentras en el peso ideal, ése será el número de asteriscos que deberás consumir.

Si deseas subir de peso, debes aumentar tres asteriscos al día, lo que te permitirá incrementar un kilogramo de peso a la semana.

Si te encuentras por arriba del peso ideal y deseas adelgazar, resta tres asteriscos al número inicial de asteriscos.

El mínimo de asteriscos a consumir durante el periodo de adelgazamiento es de 3.5 asteriscos para la mujer y de 4 asteriscos para el hombre.

Esta dieta te permitirá reducir de 4 a 5 kilogramos de grasa al mes, lo que representa eliminar el volumen de 44 a 55 barras de mantequilla.

Para que comprendas el cálculo vamos a ejemplificarlo tomando como modelo el caso de María, que pesa 70 kilos y tiene una estatura de 1.68 m. Sus huesos son angostos y no realiza ejercicio.

Cálculo de peso ideal

Se multiplica la estatura por la estatura por el índice de masa corporal de la mujer (IMC = 20.9).

El cálculo sería: 1.68 x 1.68 x 20.9 = peso ideal = 58.9 kg; redondeando, 59 kg.

Como es de huesos angostos, se restan cuatro kilos al peso ideal: 59 – 4 = 55, peso ideal ajustado a la complexión.

Cálculo de calorías

Se calcula de acuerdo a la actividad física:
Sedentaria = peso ideal por 30 = 55 por 30 = 1650

Éste es el número de calorías que María debe consumir para mantenerse en el peso ideal de 55 kg.

Cálculo de asteriscos

Cada asterisco equivale a 300 calorías, por lo que el número de calorías que María debe consumir se divide entre 300 para obtener el número de asteriscos necesarios para mantenerse en el peso ideal.

Calorías ÷ 300 = número de asteriscos.

1,680 ÷ 300 = 5.6 asteriscos. María debe consumir cinco astersicos y medio para mantener el peso ideal.

Como María pesa 70 kg y debe adelgazar hasta 56, se restan 3 asteriscos.

Para adelgazar, María debe consumir 5.5 – 3 = 2.5 asteriscos.

Como el mínimo de asteriscos a consumir para una mujer es de 3.5 asteriscos, ella debe consumir 3.5 asteriscos al día para adelgazar.

La dieta de los asteriscos permite disminuir entre 4 y 5 kg de grasa cada mes.

Si ella actualmente pesa 70 kg y debe pesar 56 kg, tiene que bajar 14 kg.

Estará en su peso ideal en aproximadamente tres meses.

Ejemplo para el hombre

Juan es una persona que pesa 90 kg y mide 1.73 m. Es de huesos anchos y realiza ejercicio 30 minutos al día.

Cálculo de peso ideal:

1.73 x 1.73 x 22.4 = 67 kg
67 kg + 6 kg (huesos anchos) = 73 kg

Cálculo de calorías de acuerdo a su nivel de actividad física:

Peso ideal por 35 actividad física moderada = 73 kg por 35 = 2555 calorías al día.

Calculo de asteriscos:

2555 ÷ 300 = 8.5 asteriscos al día para mantenerse en el peso ideal.

Como Juan pesa 90 kg y no 73 que es su peso ideal, restamos tres asteriscos al día, lo que da un total 8.5 – 3 = 5.5 asteriscos al día para adelgazar.

Si pesa 80 kg y debe pesar 73, tiene que bajar 7 kg, por lo que estará listo en un mes y medio.

Realiza tu propio cálculo

MUJER:
1. Peso ideal
Multiplica tu estatura por tu estatura por el IMC.
Peso ideal = _______ x _______ x 20.9 = _______
Huesos angostos, resta 4 kg = _______
Huesos anchos aumenta 4 kg = _______

2. Cálculo de calorías: calcula tu gasto de calorías de acuerdo con tu nivel de actividad
Multiplica tu peso ideal por el factor de actividad física:
Sedentaria: peso ideal = _______ por 30 = _______
Moderada: peso ideal = _______ por 35 = _______
Activa: peso ideal = _______ por 40 = _______
Entrenamiento: peso ideal = _______ por 50 = _______
Total de calorías = _______

Nota:
Si estas embarazada agrega 300 calorías.
Si estas en período de lactancia agrega 500 calorías.

3. Cálculo de asteriscos

Total de calorías ÷ 300 = ______ (número de asteriscos para mantener tu peso).
Asteriscos – 3 = ______ número de asteriscos para adelgazar.
Asteriscos + 3 = ______ (número de asteriscos para subir de peso).
El mínimo de asteriscos que debes consumir es de 3.5 asteriscos al día.
Si eres sedentaria se recomienda comenzar a realizar 30 minutos de ejercicio al día.

4. Periodo de adelgazamiento

Con la dieta de los asteriscos reducirás de 4 a 5 kg de peso cada mes.
Para calcular el periodo de adelgazamiento, haz una resta:
Peso actual - peso ideal = ______ kilos por adelgazar.
Kilos por adelgazar entre 4 = ______ (periodo de adelgazamiento en meses).

Realiza tu propio cálculo

HOMBRE

1. Multiplica tu estatura por tu estatura por el IMC.

Peso ideal = ______ x ______ x 22.4 = ______
Si eres de huesos angostos resta 6 kg = ______
Si eres de huesos anchos aumenta 6 kg = ______

2. Cálculo de calorías: calcula tu gasto de calorías de acuerdo con tu nivel de actividad.

Multiplica tu peso ideal por el factor de actividad fisica:

Sedentaria: peso ideal = ______ por 30 = ______
Moderada: peso ideal = ______ por 35 = ______
Activa: peso ideal = ______ por 40 = ______
Entrenamiento: peso ideal ______ por 50 = ______
Total de calorías = ______

3. Cálculo de asteriscos

Total de calorías ÷ 300 = ______ (número de asteriscos para mantener tu peso).
Asteriscos – 3 = ______ (número de asteriscos para adelgazar).
Asteriscos + 3 = ______ (número de asteriscos para subir de peso).

Importante:

El mínimo de asteriscos que debes consumir es de 4 asteriscos al día.

Si eres sedentario se recomienda realizar una rutina de ejercicio de 30 minutos.

4. Periodo de adelgazamiento

Con la dieta de los asteriscos reducirás de 4 a 5 kg de peso cada mes.

Para calcular el periodo de adelgazamiento, haz una resta:

Peso actual – peso ideal = ________ kilos por adelgazar.

Kilos por adelgazar entre 5 = ________ (periodo de adelgazamiento en meses).

La dieta de los asteriscos

- Contiene el porcentaje adecuado de proteínas para impedir el desgaste muscular.
- Es rica en fibras solubles e insolubles que favorecen la salud del sistema circulatorio y digestivo.
- Es baja en grasas saturadas y colesterol, por lo que evita las enfermedades cardiovasculares.
- Aporta las cantidades idóneas de vitaminas y minerales, que refuerzan el sistema inmunológico y mantienen los huesos y dientes fuertes.
- Evita el riesgo de cáncer, Alzheimer, enfisema pulmonar, artritis, cataratas, osteoporosis, indigestión, várices, aterosclerosis.
- Esta dieta nos dará el balance perfecto de proteínas, grasas y carbohidratos y nos ayudará a mantener nuestra salud en óptimas condiciones.

Comenzando tu dieta

Asteriscos: el camino para adelgazar

Si tienes algunos kilos de más, seguramente estás produciendo más insulina de la necesaria, por lo que el primer paso para adelgazar es bloquear la sobreproducción de esta hormona.

La insulina puede aumentar por dos razones:

1. Por consumir más azúcar de la que nuestro organismo necesita.
2. Por consumir alimentos que lleven muy rápido el azúcar a la sangre.

Existen dos órganos en nuestro cuerpo que requieren de azúcar o glucosa para funcionar adecuadamente:

El cerebro y el músculo.

Si diseñamos una dieta que únicamente lleve azúcar al cerebro, el músculo terminará por consumir las reservas de grasa almacenadas.

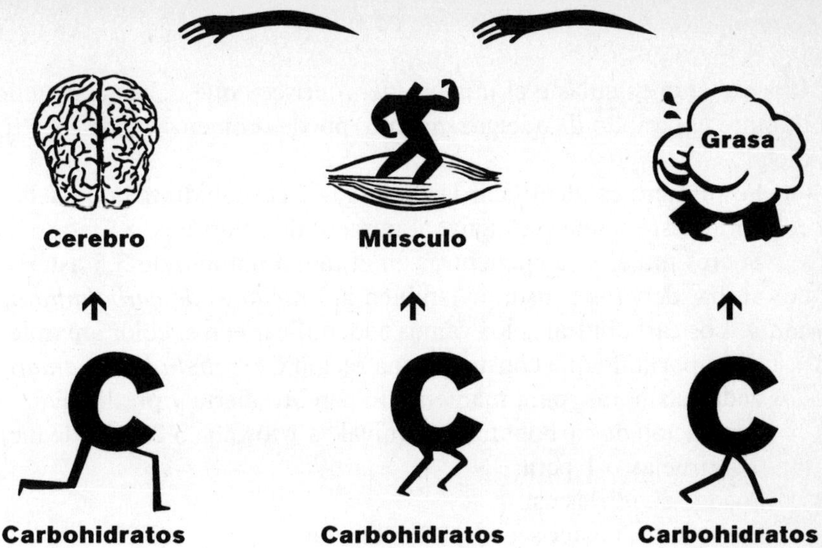

Carbohidratos

Es importante que en cada comida consumamos carbohidratos para suplir las necesidades de azúcar del cerebro. El cerebro necesita glucosa para funcionar; si no la encuentra, convierte los aminoácidos del músculo en fuente de energía. Por esto, una comida sin carbohidratos provoca pérdida de músculo, mientras que una comida que satisface las necesidades de azúcar del cerebro permite que la persona se sienta con energía y comience a quemar las reservas de grasa.

Cuando el músculo no recibe carbohidratos, utiliza las reservas de grasa como fuente de combustible. Por lo tanto, la dieta ideal para adelgazar deberá satisfacer las necesidades del cerebro y no las del músculo, de modo que éste comience a utilizar la grasa almacenada.

No es posible que consumamos una dieta balanceada cuando tenemos sobrepeso, ya que nuestro organismo no está en equilibrio (contiene demasiadas reservas de grasa y está produciendo mayor cantidad de insulina de la necesaria). Así que para adelgazar tenemos que reducir el consumo de carbohidratos y bloquear la sobreproducción de insulina, de modo que el músculo termine de quemar la grasa almacenada. Una vez que esto suceda y alcancemos el peso ideal, podremos aumentar la cantidad de carbohidratos para satisfacer las necesidades del cerebro y del músculo y mantenernos en un balance adecuado.

Durante este periodo la dieta proporciona los nutrientes indispensables para mantener tu salud. Contiene las mismas proporciones de carbohidratos, proteínas y grasas que el calostro; el alimento perfecto.

Una vez que calculaste el número de asteriscos que debes consumir durante el periodo de adelgazamiento, puedes comenzar a diseñar tu dieta.

Lo primero es identificar la cantidad de carbohidratos que debes consumir. Este número es igual al numero de asteriscos.

Si eres mujer y te encuentras en el rango mínimo de 3.5 asteriscos al día, deberás consumir también *3.5 raciones de carbohidratos al día*. Los carbohidratos los vamos a identificar con el color amarillo.

Es importante que consumas una ración de *carbohidratos-amarillos* cada seis horas, para mantener tu cerebro alerta y productivo.

Una ración de carbohidratos equivale a 1 toronja o 2 tazas de melón o 4 ciruelas o 1 pera.

Puedes dividirlas así:

Ejemplo: 3.5 asteriscos = *3.5 amarillos.*

DESAYUNO: 1 ración de *carbohidratos-amarillo = 1 toronja.*

A MEDIA MAÑANA: 1/2 ración de *carbohidratos-amarillo = 2 ciruelas.*

COMIDA: 1 ración de *carbohidratos-amarillo = 2 tazas de melón.*

CENA: 1 ración de *carbohidratos-amarillo = 1 pera.*

Recuerda que los carbohidratos son utilizados en primer lugar por el cerebro y, si sobran, pasan al músculo. Para quemar las reservas de grasa almacenada, lo que tenemos que hacer es cubrir únicamente las necesidades de azúcar del cerebro, con un *carbohidrato-amarillo*, para que el músculo, al no encontrar carbohidratos, utilice las reservas de grasa como fuente de energía.

Es importante que no juntes tres *amarillos* en una sola comida, ya que llegaría demasiada azúcar a tu sangre y terminarías por convertirla en grasa. Escoge uno o dos según sea tu caso en cada comida, para cubrir las necesidades de tu cerebro y lograr que tus músculos comiencen a utilizar la grasa almacenada.

¿Dónde se encuentran los carbohidratos?

Los carbohidratos se encuentran principalmente en la fruta y los cereales. Sólo que existe una gran diferencia entre los dos tipos. Mientras el azúcar de la fruta, llamada fructuosa, llega lentamente a la sangre, los almidones de los cereales llegan a gran velocidad.

La energía que brindan los carbohidratos puedes compararla con el fuego y los alimentos representan el material que arde. Piensa en una fogata, los cereales representan el papel periódico que produce fuego inmediato pero que se acaba pronto. En cambio, la energía que brinda la fruta puede compararse con la leña que demora en encender, pero se mantiene encendida mucho tiempo.

El cerebro necesita una cierta cantidad de azúcar para funcionar durante seis horas. Si consumes dos tazas de melón estarás llevando a la sangre, en forma paulatina, 15 gramos de azúcar. El cerebro va tomando la cantidad que necesita y, como poco a poco va llegando más azúcar a la sangre, las necesidades del cerebro quedan satisfechas durante seis horas. En cambio, si consumes una rebanada de pan, los 15 gramos de azúcar llegan a la sangre de un jalón, el cerebro toma solamente la cantidad que necesita y el resto pasa al músculo. Como es el músculo el que utiliza grasa, no podrás quemar la grasa acumulada y volverás a tener hambre en poco tiempo.

Para retardar la velocidad de acceso a la sangre, es importante que cuando escojas como fuente de carbohidratos un cereal, lo combines con fibra, grasa y proteína, de modo que los azúcares que contienen lleguen lentamente a la sangre y tu cerebro quede satisfecho. De esta manera el músculo comenzará a utilizar las reservas de grasa.

Siempre que comas un pan, combínalo con un poco de queso; o bien, si comes galletas, come también nueces o almendras.

La fruta y el yogur no necesitan combinarse. Puedes tomarlos solos a media mañana o a media tarde, ya que contienen carbohidratos de bajo índice glucémico, que llevan lentamente el azúcar a la sangre.

Raciones de carbohidratos

Es preferible	*En vez de*
1 toronja en jugo o gajos	1/2 taza de arroz
2 tazas de melón	1/2 taza de pasta
2 naranjas	1 rebanada de pan integral
2 mandarinas	2 tortillas de maíz
4 ciruelas	4 galletas habaneras
2 manzanas chicas con cáscara	1 galleta de avena
1 taza de piña	1/3 de taza de granola
1taza de papaya	1/2 bolillo
1 pera	2 tazas de palomitas
2 duraznos	4 cucharaditas de mermelada

Éstas son sólo algunas raciones de *carbohidratos* que te servirán de ejemplo para elaborar tus menús. Las listas completas las encontrarás al final del capítulo.

Mujer

Ejemplo. Ración de *carbohidratos-amarillos* en la alimentación de una mujer sedentaria con una dieta de 3.5 astersicos:

Desayuno	Comida	A media tarde	Cena
(1 amarillo) 1 toronja	(1 amarillo) 2 tortillas	(1/2 amarillo) 1 manzana	(1 amarillo) 1 rebanada de pan integral

Escoge una ración de carbohidratos por comida para cubrir las necesidades del cerebro, mantener tu músculo y evitar la ansiedad de consumir alimentos dulces.

Hombre

Debido a que el hombre tiene mayor porcentaje de músculo en el cuerpo y éste utiliza glucosa como combustible, los hombres requieren una mayor cantidad de *carbohidratos.*

Si eres un hombre sedentario y tu dieta es de 4 asteriscos escoge también 4 raciones de *carbohidratos-amarillos* al día:

Puedes dividirlos así:

Uno en el desayuno, dos en la comida y uno en la cena.

Ejemplo. Raciones de carbohidratos-amarillo en la dieta de un hombre con 4 asteriscos:

Desayuno	Comida	Cena
(1 amarillo) 2 tazas de melón	(2 amarillos) 1/2 taza de arroz y 1 pera	(1 amarillo) 4 ciruelas

Recomendaciones

Siempre elige por lo menos una ración de carbohidratos por comida, lo que permitirá que el azúcar alimente tu cerebro y te sientas de buen ánimo.

Los carbohidratos brindan energía al cerebro y a las células musculares, por lo que es necesario consumirlos adecuadamente para mantener la concentración y la memoria en óptimas condiciones. Cuando no consumimos carbohidratos, el cerebro no tiene energía para funcionar y comenzamos a padecer agotamiento mental o dolores de cabeza.

Por otro lado, si consumimos carbohidratos en exceso, estimulamos la producción de insulina y favorecemos el almacenamiento de grasas. Una vez almacenadas las grasas, disminuyen los niveles de azúcar en la sangre y nos sentimos fatigados, mareados o con sueño.

Para lograr tu objetivo, debes reducir el consumo de *carbohidratos*. Es posible que durante los tres primeros días sientas la ansiedad de consumir azúcares, pero poco a poco esa necesidad disminuirá y será sustituida por una sensación de bienestar y tranquilidad.

Si al reducir tu ingesta de carbohidratos se presenta dolor de cabeza, aumenta una ración al día hasta que el dolor desaparezca. A veces es necesario realizar pequeños ajustes sobre todo si estas pasando por un período de trabajo intenso o por situaciones de estrés.

No elimines los carbohidratos de tu alimentación. Si en alguna comida no tomas carbohidratos o azúcares, tu cerebro los va a necesitar, sentirás deseos de comer algo dulce y esa ansiedad puede ser difícil de controlar. O, peor aún, te sentirás desganado y sin energía.

Lo ideal es comenzar la dieta eligiendo las mejores fuentes de carbohidratos:

Las frutas

Si tu estilo de vida lo permite, durante las primeras dos semanas elige carbohidratos-amarillos.

Escoge de preferencia frutas que contienen un alto contenido de fibra y llevan lentamente el azúcar a la sangre. Las mejores opciones son el melón, la toronja, las ciruelas y las fresas, aunque también puedes elegir manzanas, mandarinas, naranjas, sandía, papaya o piña. Evita las frutas que tienen azúcares de índice glicémico elevado, como el plátano y el mamey.

Si prefieres tomar la fruta en jugo, agrega algo de fibra para retardar la velocidad de absorción de los azúcares. Puedes licuar el jugo de una toronja con nopal, apio o chayote.

Las grasas: color azul

Las grasas son esenciales para formar hormonas y mantener la temperatura del organismo. Además son el vehículo por el cual se transportan las vitaminas A, D, E y K, de modo que si consumimos una dieta baja en grasas tendremos deficiencia de vitaminas.

Se recomienda consumir una ración de grasa-azul por cada amarillo.

Si eres mujer y comes 3.5 amarillos al día, puedes tomar 3.5 azules.

Si eres hombre y comes 4 amarillos al día, escoge 4 azules.

Para mantener tu salud en óptimas condiciones, elige las grasas buenas que facilitan la evacuación intestinal, reducen los niveles de colesterol en sangre, mejoran el funcionamiento hormonal y mantienen tu piel joven y lubricada.

Es importante que consumas grasa en cada comida, para retrasar la velocidad de absorción de los carbohidratos y mantener tus niveles de azúcar estables.

La grasa también forma hormonas, de modo que las personas que no toman suficientes grasas pueden padecer de menopausia o andropausia precoz.

No abuses del consumo de grasas ya que las grasas aportan calorías y debemos de controlar la cantidad de calorías en cada comida.

Come poco pero inteligentemente
Un experimento realizado en animales de laboratorio reportó que los ratones que consumieron una dieta baja en calorías provenientes de alimentos nutritivos vivieron 50% más que el grupo testigo que comió mayores cantidades de alimentos de calidad variada o pobres en nutrientes.

Raciones de grasa: color azul
1 cucharadita de aceite de maíz
1 cucharadita de aceite de cártamo
1 cucharadita de aceite de oliva
1 cucharadita de aceite de canola
6 nueces
6 almendras
2 cucharaditas de aguacate

Ejemplo dieta 3.5 asteriscos mujer:

Desayuno	**Comida**	**Cena**
1 (azul) 6 almendras	1 1/2 (azul) 1 1/2 cucharaditas de aceite	1 (azul) 2 cucharaditas de aguacate

Ejemplo dieta 4 asterisos para hombre:

Desayuno	**Comida**	**Cena**
1 (azul) 6 nueces	2 (azul) 2 cucharaditas de aceite	1 (azul) 1 cucharada de mayonesa

Como verás, no tendrás de qué preocuparte si comes carne guisada con una 1/2 cucharadita de aceite de maíz y una ensalada con aceite de oliva y vinagre.

Las proteínas: color rojo

El consumo de proteínas es básico para mantener los músculos y los tejidos sanos. Cuando las dietas son deficientes en proteínas se pierde músculo, lo que a la larga ocasiona aumento de peso, ya que cada kilogramo de músculo quema 46 calorías al día, y si no quemamos calorías hacemos más lento nuestro metabolismo y acumulamos grasa.

Cuando elijas proteínas- rojo, procura realizar elecciones saludables.

Consume sólo tres yemas de huevo por semana; las claras puedes consumirlas diariamente si así lo deseas. Cuando consumas queso, cuida que sea bajo en grasas animales; prefiere queso fresco como; el *cottage* y el panela.

Consume jamones bajos en grasa y en sal, como el jamón de pavo y el jamón tipo York.

Si comes carne roja, hazlo sólo dos o tres veces por semana.

Elige cortes magros como el bistec, la milanesa o el filete.

Cuando comas pollo o pavo retira la piel (es la que contiene grasas saturadas).

Aumenta tu ingesta de pescado. Escoge especialmente los pescados de agua fría como trucha, salmón, atún, sardina, macarela y arenque (contienen omega 3, las grasas que disminuyen los niveles de colesterol en sangre y favorecen la salud del cerebro).

No consumas demasiada proteína. El exceso puede dañar los riñones.

Raciones de proteínas: asteriscos rojos

2 huevos
4 claras
2 rebanadas de jamón
100 g de queso panela
60 g de carne
2 muslos o piernas de pollo
1 lata de atún en agua
6 cucharadas de queso *cottage*
60 g de pescado

Desayuno	Comida	Cena
1 rojo 100 g de queso	1 y 1/2 rojo 90 g de carne	1 rojo 1 lata de atún

El requerimiento de proteína de un hombre es mayor que el de una mujer, ya que el hombre tiene mayor porcentaje de proteína en el músculo.

Ejemplo de las raciones de proteínas-rojo de una dieta de 4 asteriscos.

Desayuno	Comida	Cena
1 rojo 100 g de queso panela	2 rojos 120 g pescado	1 rojo 60 g de pollo

Por lo tanto, cada asterisco esta representado por un alimento de color ***amarillo*****, un rojo y un azul.**

Si eres mujer y tienes derecho a 3.5 asteriscos elige: 3.5 amarillos, 3.5 rojos y 3.5 azules al día.

Si eres hombre y tienes derecho a 4 asteriscos elige: 4 amarillos, 4 rojos y 4 azules al día.

Alimentos libres

Puedes tomar libremente la cantidad que desees de las siguientes verduras: apio, acelga, alcachofa, brócoli, berro, col, coliflor, calabacita, chayote, chile, cebolla, champiñón, espinaca, espárrago, flor de calabaza, huitlacoche, jitomate, lechuga, nopal, palmito, pepino, pimiento, poro y rábano.

Contienen muy pocos carbohidratos y no afectan la producción de insulina. Consúmelas de preferencia crudas, para aumentar tu ingesta de vitaminas y fibra.

También puedes utilizarlas para preparar caldos o sopas de verdura molida en agua, lo que te dará sensación de saciedad. Entre comidas puedes consumir pepinos o jícamas crudas con limón y chile.

Se recomienda que remojes la jícama durante 20 minutos para quitarle su contenido de almidón.

Los asteriscos serán tu guía para definir las cantidades de carbohidratos, proteínas y grasas.

Recuerda que un asterisco es un paquete formado por un *carbohidrato-amarillo,* una proteína-roja y una grasa-azul.

Cuando tengas compromisos sociales, piensa siempre en no pasarte en lo que respecta a los *carbohidratos-amarillos*. Es muy difícil que puedas contar la cantidad de grasa y de proteína, pero cuidando tu nivel de carbohidratos lograrás avances importantes en tu pérdida de peso.

Ejemplo de menú para mujer 3.5 asteriscos

DESAYUNO
<u>1 toronja (1 amarillo)</u>
100 g de queso en salsa (1 rojo)
1 cucharadita de aceite (1 azul)

COMIDA
Sopa de verdura, libre en caldo o consomé desgrasado
90 g de pollo, carne o pescado (1 1/2 rojo)
Ensalada de verdura, con vinagreta (1 1/2 azul)
<u>2 tazas de melón bien frío (1 amarillo)</u>

A MEDIA TARDE
<u>1 manzana (1/2 amarillo)</u>

CENA
<u>4 galletas habaneras (1 amarillo)</u>
1 cucharada de mayonesa (1 azul)
1 lata de atún (1 rojo)
Ensalada verde

Ejemplo de menú para hombre 4 asteriscos

DESAYUNO
<u>2 tazas de melón (1 amarillo)</u>
6 cucharadas de queso *cottage* (1 rojo)
6 almendras (1 azul)

COMIDA
<u>1/2 taza de arroz (1 amarillo)</u>
120 g de carne, pollo o pescado guisado con verdura (2 rojos y 1 azul)
Ensalada de verdura con vinagreta (1 azul)
<u>1 pera (1 amarillo)</u>

CENA
2 tostadas (1 amarillo)
100 g de queso panela (1 rojo)
2 cucharaditas de aguacate (1 azul)

Te recomiendo que empieces a consumir cereales (arroz, avena, tortillas, pastas, pan, etc.) una vez que hayan transcurrido las primeras dos semanas de tu dieta.

Siempre que puedas, elige fruta en vez de cereal. Si tienes una dieta de 3.5 amarillos, es mejor que 2.5 sean de fruta y sólo uno de cereal. Si es de 4 amarillos, pueden ser 2 y 2.

Con esta dieta bajarás de 4 a 5 kg de grasa cada mes.

Si sientes que bajas de peso a un ritmo más lento, remplaza todos tus carbohidratos amarillos de fruta y da preferencia a la toronja en gajos y al melón.

Existen alimentos que son fuentes importantes de carbohidratos y proteínas, por lo que equivalen a un amarillo y a media ración de rojo. Son los siguientes:

Leguminosas
1/2 taza de frijol
1/2 taza de lenteja
1/2 taza de haba
1/2 taza de garbanzo
1/2 taza de chícharos
1 taza de germinado de soya
1 1/2 tazas de soya texturizada hidratada

*Lácteos**
1 taza de leche descremada
1 taza de yogur bajo en carbohidratos
1/2 taza de yogur natural
1/3 de taza de leche en polvo
1/2 taza de helado de leche
* Si eliges esta opción agrega 1/2 taza de zanahoria, betabel, ejote o berenjena para cubrir tus necesidades de fibra.

LISTAS DE ALIMENTOS

Carbohidratos - amarillos

Cada concepto equivale a una ración de amarillo.

Frutas
Ciruelas: 4 medianas
Ciruelas pasas: 4 piezas
Chabacano fresco: 6 piezas

Cereales
Arroz cocido: 1/2 taza
Arroz integral: 1/2 taza
Arroz precocido: 1/2 taza

Chabacano seco: 10 mitades
Chicozapote: 2 piezas medianas
Durazno: 2 piezas
Fresa: 1 1/2 tazas
Granada: 4 piezas
Guayaba: 4 piezas chicas
Higo: 2 piezas
Limón: 4 piezas
Mandarina: 2 piezas chicas
Mango: 1 pieza
Manzana: 2 piezas chicas
Manzana: 1 pieza grande
Mamey: 1/8 de pieza
Melón: 2 tazas
Naranja: 2 piezas
Nectarina: 2 piezas
Papaya: 1 taza
Pasitas: 2 cucharadas soperas
Pera: 1 pieza
Piña: 1 taza
Plátano: 1 pieza
Papaya: 1 taza
Sandía: 1 taza
Toronja: 1 pieza
Tuna: 1 pieza
Uvas: 20 piezas
Zarzamoras: 1 taza

Jugos:
1/2 taza de jugo de ciruela
1/2 taza de jugo de manzana
1 taza de jugo de naranja
1/2 taza de jugo de piña
1 taza de jugo de toronja
1/2 taza de jugo de uva
1 1/2 tazas de zanahorias crudas
1 taza de betabel
1 taza de ejotes
2 cervezas ligeras

Bolillo: 1/2 pieza sin migajón
Bollo de hamburguesa: 1/2 pieza
Pan de medianoche: 1/2 pieza
Pan integral: 1 rebanada
Pan de grano entero: 1 rebanada
Pan de centeno: 1 rebanada
Pan dulce: 1/2 pieza
Dona: 1/2 pieza
All-bran: 1/2 taza
Special K: 1/2 taza
Cereal con azúcar: 1/3 de taza
Avena integral: 1/2 taza
Avena instantánea: 1/4 de taza
Pasta cocida: 1/2 taza
Harina de trigo refinada: 2 cucharadas
Harina de trigo integral: 2 1/2 cucharadas
Maicena: 2 cucharadas
Elote: 1 pieza
Elote en granos: 1/2 taza
Papa: 1 pieza mediana
Papa en cuadritos: 1/2 taza
Papas fritas de bolsita: 9 grandes
Hojuelas de frituras de maíz: 1/2 de taza
Galletas:
De avena integral: 1 pieza grande
Tipo *sandwich*: 1 pieza
De animalitos: 6 piezas
Saladas: 3 piezas
Kracker integral: 2 tiras
Palitos salados: 2 piezas
Hot cakes: 1 pieza mediana
Pastel casero: 1/2 rebanada (25 g)
Pay de manzana: 1/2 rebanada (25 g)
Pastel de chocolate: 1/3 de rebanada
Palomitas de maíz: 2 tazas
Granola: 1/3 taza
Azúcar o miel: 4 cucharaditas
Mermelada: 4 cucharaditas
Refresco: 1/3 de taza

Proteínas-rojo

Cada concepto equivale a una ración de rojo.

Carne de res: un medallón (60 g)
Pollo o pavo sin piel: 2 muslos o 2 piernas o 1/2 pechuga (60 g)
Pescado: atún, 1 lata (60 g)
Mariscos: 60 g
Queso panela: 100 g
Queso Oaxaca: 60 g
Queso *cottage*: 1/2 envase chico
Queso manchego 60 g
Requesón: 4 cucharadas
Queso parmesano: 5 cucharadas
Huevo: 2 piezas
Claras de huevo: 4 piezas
Jamón: 2 rebanadas
Salchicha: 2 piezas
Jamón de pavo: 100g
Pechuga de pavo: 2 rebanadas

Grasas: azul

Cada concepto equivale a una ración de azul.

1 cucharadita de aceite de maíz
1 cucharadita de aceite de cártamo
1 cucharadita de aceite de girasol
1 cucharadita de aceite de ajonjolí
1 cucharadita de aceite de soya
1 cucharada de mayonesa
1 cucharada de crema
1 cucharadita de margarina
1 cucharadita de mantequilla
6 aceitunas
6 nueces
6 almendras
18 cacahuates
6 pistaches
1 cucharada de ajonjolí
1 cucharada de pepitas

1 cucharada de semillas de girasol
2 cucharadas de aguacate
1 cucharada de aderezo

Verduras libres

Estas verduras pueden consumirse libremente. Se recomienda combinarlas y comer hasta 3 tazas al día:

Apio
Acelgas
Alcachofa
Brócoli
Berro
Col
Coliflor
Calabacita
Chayote
Chile
Huitlacoche
Espinaca
Esparrágo
Flor de calabaza
Jitomate
Lechuga
Nopal
Palmito
Pepino
Pimiento
Poro
Cebolla
Rábano
Verdolagas

Otros alimentos libres:

Condimentos:
Vinagre
Mostaza
Azafrán
Cilantro
Perejil
Orégano
Tomillo
Hierbas finas
Alcaparra
Pimienta

Con moderación:

Sal
Consomé
Salsa de soya
Salsa inglesa
Salsa sazonadora

Bebidas

Agua de Jamaica
Agua natural
Agua mineral
Té descafeinado
Café descafeinado

Postres

Gelatina de dieta
Mentas sin azúcar
Chicles sin azúcar

Ejemplo de menú 3.5 asteriscos, mujer sedentaria

Día 1

Desayuno
1 toronja (1 amarillo)
2 claras con 1 rebanada de jamón de pavo (1 rojo)
1 cucharadita de aceite de maíz (1 azul)

Comida
Sopa de verduras libres en agua
90 g pollo guisado con verduras libres (1 y 1/2 rojo)
1/2 cucharadita de aceite de maíz (1/2 azul)
Ensalada de verdura con 1 cucharadita de aceite de oliva (1 azul)
2 tazas de melón (1 amarillo)

Tarde
1 manzana o 1 naranja (1/2 amarillo)

Cena
4 galletas saladas (1 amarillo)
Ensalada de atún en agua, 1 lata (1 rojo)
1 cucharada de mayonesa (1 azul)

Día 2

Desayuno
2 tazas de melón (1 amarillo)
1/2 taza de queso *cottage* (1 rojo)
6 nueces o almendras (1 azul)

Comida
Consomé
90 g carne guisada con verdura (1 y 1/2 rojo)
1/2 cucharadita de aceite para guisar (1/2 azul)
Ensalada de verdura a la vinagreta
(1 cucharadita de aceite de oliva, vinagre de manzana, sal y pimienta, 1 azul)
1 1/2 tazas de fresas congeladas (1 amarillo)

Tarde
1 manzana o 10 uvas (1/2 amarillo)

CENA

<u>1 toronja (1 amarillo)</u>

Ensalada de jitomate en rebanadas

100 g de queso panela (1 rojo)

1 cucharadita de aceite de oliva (1 azul), orégano o albahaca

Día 3

DESAYUNO

<u>1 taza de papaya (1 amarillo)</u>

100 g de queso panela guisado con jitomate, cebolla, chile verde (1 rojo)

1 cucharadita de aceite de maíz, girasol o canola (1 azul)

COMIDA

<u>1/2 taza de arroz (1 amarillo)</u>

90g de pescado (1 y 1/2 rojo) guisado con verdura y 1/2 cucharadita de aceite (1/2 azul)

Ensalada de verdura con vinagreta: 1 cucharadita de aceite de oliva (1 azul), vinagre de manzana, sal, pimienta, etcétera.

Gelatina de dieta

TARDE

<u>2 ciruelas o 1 mandarina (1/2 amarillo)</u>

CENA

<u>2 tortillas de maíz (1 amarillo)</u>

Ensalada de pollo 60g (1 rojo)

2 cucharaditas de aguacate (1 azul)

Salsa

Día 4

DESAYUNO

<u>2 tazas de melón (1 amarillo)</u>

Rollitos de jamón con queso:

1 rebanada de jamón (1/2 rojo), 50 g de queso panela (1/2 rojo)

2 cucharaditas de aguacate (1 azul)

COMIDA
Sopa de verdura
tortilla (1/2 amarillo)
Chile (sin capear) relleno de 150 g de queso panela (1 y 1/2 rojo)
Salsa de jitomate con 1/2 cucharadita de aceite de maíz (1/2 azul)
Ensalada a la vinagreta con 1 cucharadita de aceite de oliva (1 azul)
1 manzana (1/2 amarillo)

TARDE
10 uvas o 1 naranja o 1 taza de melón (1/2 amarillo)

CENA
1 rebanada de pan integral (1 amarillo)
1 rebanada de jamón (1/2 rojo)
50 g de queso panela (1/2 rojo)
2 cucharaditas de aguacate (1 azul)

Día 5

DESAYUNO
1 taza de melón o 1/2 toronja (1/2 amarillo)
1 tortilla (1/2 amarillo)
2 huevos a la mexicana (1 rojo) de preferencia (1 huevo + 2 claras)
1 cucharadita de aceite de maíz (1 azul)

COMIDA
Sopa de verdura
90 g de salmón o 1 1/2 lata de atún en agua (1 y 1/2 rojo)
Guisado con verdura y 1/2 cucharadita de aceite (1/2 azul)
Ensalada de verdura con 1 cucharadita de aceite de oliva (1 azul)
1 pera (1 amarillo)

TARDE
1 taza de melón o 1 guayaba o 1 mandarina (1/2 amarillo)

CENA
2 tortillas de maíz (1 amarillo)
100 g de queso panela (1 rojo)
2 cucharaditas de aguacate (1 azul)
Ensalada de verduras

Día 6

DESAYUNO
1 yogur (1 amarillo y 1/2 rojo)
1 rebanada de jamón o 1 huevo (1/2 rojo)
6 nueces o 6 almendras (1 azul)

A MEDIA MAÑANA
2 zanahorias crudas

COMIDA
Sopa de verduras
1/2 taza de frijol o de lenteja (1 amarillo y 1/2 rojo)
60 g de pollo guisado (1 rojo) con 1/2 cucharadita de aceite (1/2 azul)
Ensalada de verduras con 1 cucharadita de aceite de oliva (1 azul)
Gelatina de dieta

TARDE
1 manzana o 2 ciruelas (1/2 amarillo)

CENA
1/2 bolillo sin migajón o 1 rebanada de pan (1 amarillo)
1 rebanada de jamón (1/2 rojo)
1 rebanada de queso panela 50 g (1/2 rojo)
1 cucharada de mayonesa o 2 cucharaditas de aguacate (1 azul)

Día 7

DESAYUNO
1 toronja (1 amarillo)
100 g de queso derretido con rajas o champiñones (1 rojo)
1 cucharadita de aceite (1 azul)

COMIDA
Consomé o sopa de verduras
90 g de carne de hamburguesa (1 y 1/2 rojo y 1 azul)
1 tapa de pan para hamburguesa (1 amarillo)
Ensalada a la italiana (1/2 azul)
Chicles de dieta

TARDE
1 naranja en gajos (1/2 amarillo)

Cena
2 tostadas (1 amarillo)
1 lata de atún en agua (1 rojo)
1 cucharada de mayonesa (1 azul)
Ensalada de pepino con limón

El día que realices 30 o más minutos de ejercicio, puedes aumentar un amarillo a tu alimentación.

Si deseas una dieta personalizada de acuerdo con tus gustos y estilo de vida, solicítala a: www.dietasalamedida.com

Ejemplo de menú de 4 asteriscos, hombre sedentario

Día 1

Desayuno
1 toronja (1 amarillo)
2 huevos guisados con verdura (1 rojo)
1 cucharadita de aceite de maíz (1 azul)

Comida
Sopa de verduras libres en agua
2 tortillas (1 amarillo)
120 g pollo guisado con verduras libres (2 rojos)
1 cucharadita de aceite de maíz (1 azul)
Ensalada de verduras con 1 cucharadita de aceite de oliva (1 azul)
2 tazas de melón (1 amarillo)

Cena
4 galletas saladas (1 amarillo)
Ensalada de atún en agua, 1 lata (1 rojo)
1 cucharada de mayonesa (1 azul)

Día 2

Desayuno
2 tazas de melón (1 amarillo)
1/2 taza de queso *cottage* (1 rojo)
6 nueces o 6 almendras (1 azul)

COMIDA
Consomé
1/2 taza de arroz o de espagueti (1 amarillo)
120g de carne guisada con verdura (2 rojos) y 1 cucharadita de aceite (1 azul)
Ensalada de verduras a la vinagreta: 1 cucharadita de aceite de oliva, vinagre de manzana, sal y pimienta (1 azul)
1 1/2 taza de fresas congeladas (1 amarillo)

CENA
1 toronja (1 amarillo)
Ensalada de jitomate en rebanadas
100 g de queso panela (1 rojo)
1 cucharadita de aceite de oliva (1 azul), orégano o albahaca

Día 3

DESAYUNO
1 taza de papaya (1 amarillo)
100 g de queso panela guisado con jitomate, cebolla, chile verde (1 rojo)
1 cucharadita de aceite de maíz, girasol u canola (1 azul)

COMIDA
1/2 taza de arroz (1 amarillo)
120 g de pescado (2 rojos) guisado con verdura y 1 cucharadita de aceite (1 azul)
Ensalada de verdura a la vinagreta con 1 cucharadita de aceite de oliva (1 azul)
Gelatina de dieta

TARDE
4 ciruelas o 2 mandarinas (1 amarillo)

CENA
2 tortillas de maíz (1 amarillo)
Ensalada de pollo, 60 g (1 rojo)
2 cucharaditas de aguacate (1 azul)
Salsa

Día 4

DESAYUNO
2 tazas de melón (1 amarillo)
Rollitos de jamón con queso:
1 rebanada de jamón (1/2 rojo), 50 g de queso panela (1/2 rojo)
2 cucharaditas de aguacate (1 azul)

COMIDA
Sopa de verdura
1/2 taza de arroz o 2 tortillas (1 amarillo)
2 chiles (sin capear) rellenos de 200 g de queso panela (2 rojos)
Salsa de jitomate con 1 cucharadita de aceite de maíz (1 azul)
Ensalada a la vinagreta con 1 cucharadita de aceite de oliva (1 azul)
1 manzana o 1 taza de melón (1/2 amarillo)

TARDE
10 uvas o 1 naranja o 1 taza de melón (1/2 amarillo)

CENA
1 rebanada de pan integral (1 amarillo)
1 rebanada de jamón (1/2 rojo)
50 g de queso panela (1/2 rojo)
2 cucharaditas de aguacate (1 azul)

Día 5

DESAYUNO
1 taza de melón o 1/2 toronja (1/2 amarillo)
1 tortilla (1/2 amarillo)
2 huevos a la mexicana (1 rojo) (de preferencia 1 huevo + 2 claras)
1 cucharadita aceite de maíz

COMIDA
Sopa de verduras
120 g de salmón o 2 latas de atún en agua (2 rojos)
Guisado con verdura y 1 cucharadita de aceite (1 azul)
Ensalada de verdura con 1 cucharadita de aceite de oliva (1 azul)
1 tostada o 2 galletas saladas (1/2 amarillo)
1 pera o 4 ciruelas (1 amarillo)

TARDE

1 taza de melón o 1 guayaba o 1 mandarina (1/2 amarillo)

CENA

2 tortillas de maíz (1 amarillo)
100 g de queso panela (1 rojo)
2 cucharaditas de aguacate (1 azul)
Ensalada de verduras

Día 6

DESAYUNO

1 yogur (1 amarillo y 1/2 rojo)
1 rebanada de jamón o 1 huevo (1/2 rojo)
6 nueces o 6 almendras (1 azul)

COMIDA

Sopa de verdura
1/2 taza de frijol o lenteja (1 amarillo y 1/2 rojo)
90 g de pollo guisado (1 y 1/2 rojo)
con 1 cucharadita de aceite (1 azul)
Ensalada de verdura a la vinagreta (1 azul)
1 tortilla o 1 manzana (1/2 amarillo)
Gelatina de dieta

TARDE

1 manzana o 2 ciruelas (1/2 amarilllo)

CENA

1/2 bolillo sin migajón o 1 rebanada de pan (1 amarillo)
1 rebanada de jamón (1/2 rojo)
1 rebanada de queso panela, 50 g (1/2 rojo)
1 cucharada de mayonesa o 2 cucharaditas de aguacate (1 azul)

Día 7

DESAYUNO

1 toronja (1 amarillo)
100 g de queso derretido con rajas o champiñones (1 rojo)
1 cucharadita de aceite (1 azul)

Comida
Consomé o sopa de verduras
120 g de carne de hamburguesa (2 rojos) (1 azul)
2 tapas de pan para hamburguesa (2 amarillos)
Ensalada a la italiana (1 azul)
Chicles de dieta

Cena
2 tostadas (1 amarillo)
1 lata de atún en agua (1/2 rojo)
Una cucharada de mayonesa
Ensalada de pepino con limón

El día que realices 30 o más minutos de ejercicio puedes aumentar un amarillo.

Recorta la lista de alimentos de la solapa e intercambia los alimentos subrayados por los que se encuentran en la lista con el color amarillo, esto te permitirá variar tu dieta y adaptar los menús a tu estilo de vida.

Si deseas una dieta personalizada de acuerdo con tus gustos y estilo de vida, solicítala a: www.dietasalamedida.com.

Nota: también puedes intercambiar los rojos y los azules.

Capítulo VII

¡Adelante con tu dieta!

Es importante que, cada vez que comas, tomes decisiones inteligentes que te ayudarán no sólo a bajar algunos kilitos sino que, además, te harán sentirte pleno de energía y salud.

Cuando comenzamos un régimen de adelgazamiento, generalmente bajamos muy rápido de peso las primeras semanas, dos o más kilos los primeros 15 días. Este peso generalmente viene acompañado de la pérdida de agua. Después, el cuerpo comienza a acostumbrarse al régimen dietético y la pérdida de peso será menor. No te desanimes, estarás bajando menos pero seguirás quemando grasa. Cada kilo de peso de grasa que bajes representa el equivalente a 11 barritas de mantequilla, así que reducirás mucho en medidas.

No te peses diariamente. Puedes desanimarte y habrás perdido una gran oportunidad.

Será mucho más motivador que tomes la medida de tu cintura y cadera cada 15 días y anotes tus logros. Al cabo de un mes verás desaparecer varios centímetros de tu cintura.

Toma una cinta métrica, pásala por tu cintura a la altura del ombligo y anota la medida.

Después, pásala sobre los huesitos que se encuentran en la cadera. Apunta las medidas en un cuaderno.

Puedes comenzar a trabajar desde hoy. Haz una lista de todo lo que comes, pues es importante que conozcas cuáles son tus hábitos actuales. No dejes de tomar en cuenta ningún alimento, aunque sólo hayas comido un par de cacahuates. Esa lista te dará una buena idea de por dónde tienes que comenzar.

Analiza tus desayunos, lo que puedes quitarles. Si estás tomando dos tazas de café con leche, redúcelas a una. Si te tomaste una pieza de pan dulce, cámbiala por una galleta de avena integral. Estarás eliminando un amarillo.

Consume una pieza de fruta en cada comida, de preferencia cruda y con cáscara, como manzana o pera, o bien en gajos, como toronja o naranja.

Prepara dos platos grandes de ensalada cruda, uno para la hora de la comida y otro para la cena. Aderézalos con una cucharadita de aceite de oliva y añade vinagre, limón, mostaza y especias.

En el desayuno escoge un platillo a base de huevos, queso panela o pechuga de pavo, guisados con verduras como jitomate y cebolla o con nopalitos.

Elimina los azúcares simples de tu dieta, como los que se encuentran en refrescos, pasteles, golosinas y miel.

Limita el consumo de alcohol a tres copas por semana, y de preferencia elige vino blanco, vino tinto, whisky o vodka.

Elimina los aderezos cremosos, las salsas blancas espesas (*gravys*), capeados, empanizados y agridulces.

Toma dos litros de agua al día, de preferencia fría (el agua fría aumenta tu gasto interno de calorías).

Reduce el consumo de sal, consomé, salsa de soya y salsa inglesa, que sólo te hacen retener agua.

Sustituye tus antiguos hábitos por opciones saludables.

En vez de:	*Utiliza:*
Queso crema	Queso *cottage*, tofu o *ricotta*
Crema	Queso *cottage* licuado bajo en grasa
Leche entera	Leche semidescremada
Huevo entero	Claras
Embutidos	Pechuga de pavo o jamón tipo York
Salsas pesadas	Jugos concentrados de verduras
Carne con grasa	Bistec, milanesa, filete
Atún en aceite	Atún en agua
Pan dulce	Pan *pumpernickel* de centeno
Sal	Especias o verduras deshidratadas
Mantequilla o manteca	Aceites vegetales o semillas
Queso manchego o Chihuahua	Queso panela o queso Oaxaca
Pescado empanizado o frito	Ceviche, pescado a la plancha
Camarones u ostiones	Salmón o arenque
Papa o betabel	Espinacas, brócoli, coliflor

Existen alimentos que favorecen la producción de insulina y, por consiguiente, el almacenamiento de grasas. Si deseamos bajar de peso sería estupendo eliminarlos de nuestra alimentación. Entre ellos, el azúcar refinada, el pan hecho a base de harina de trigo refinada (mientras más blanco, mayor cantidad de insulina produce) y las papas (si las consumimos con cáscara producen menos insulina que peladas). Las zanahorias, cuando están crudas, producen poca insulina; en cambio, si las cocemos, los carbohidratos se desdoblan y aumenta la producción de esa sustancia. El arroz, mientras más largo sea el grano, menor es la cantidad de insulina que produce, y algo semejante sucede con el plátano: mientras más verde, menor cantidad de insulina.

Si deseas bajar de peso debes evitar los alimentos que producen grandes cantidades de insulina y elegir los que producen poca. Para elegirlos puedes auxiliarte con la lista que proporcionamos a continuación:

Alimentos productores de insulina

Alta cantidad	*Baja cantidad*
Glucosa	Fructuosa en polvo
Papa horneada	Frijoles
Papas fritas	Lentejas
Puré de papa	Chícharos
Arroz de grano corto	Arroz de grano largo
Arroz instantáneo	Arroz precocido
Harina de arroz	Avena entera
Atole	Jugo de jitomate
Pan blanco	Pan de centeno sin cernir
Baguette o bolillo	Pan de salvado
Camote	Verduras crudas o congeladas
Miel	Mermelada baja en azúcar
Zanahorias cocidas	Zanahorias crudas
Betabel	Fruta fresca
Palomitas	Manzana en cuadritos
Calabaza de castilla	Calabacitas
Cereales de caja	Avena integral
Galletas refinadas	Galletas de avena y salvado
Sopa de pasta instantánea	Espagueti *al dente*
Plátano	Melón

CÓMO COMENZAR

Un buen día puedes comenzar con un desayuno rico en fibra: dos manzanas con cáscara o 2 tazas de melón, 2 naranjas en gajos o una buena rebanada de papaya, acompañada de queso *cottage* o queso panela, almendras o nueces.

O bien:

Una rebanada de pan centeno o 1/2 *bagel* integral o 1 galleta de salvado o avena. Acompañadas con claras de huevo o queso fresco guisado con verduras.

¿Qué es mejor, saltarme el desayuno o comer un par de donas? La respuesta es la siguiente: varios estudios han demostrado que no es tan importante cuánto comes sino qué comes. Se ha comprobado que saltarse el desayuno nos lleva a consumir un exceso de calorías en la siguiente comida. Sin embargo, ¿qué pasa si consumimos un desayuno rico en grasas y azúcares? El problema es que tanto los que consumen donas en el desayuno como los que no desayunan nada pasan el resto del día consumiendo más calorías de las que necesitan.

Es interesante conocer los resultados del Centro de obesidad de Nueva York en el St. Luke Roosevelt Hospital Center, donde se evaluaron dos tipos de desayuno y el ayuno. Para la muestra se seleccionaron personas obesas y personas con peso ideal. A un grupo se le dieron 350 calorías en el desayuno a base de avena integral; a otro grupo se le administró un desayuno de 350 calorías a base de *corn flakes* azucaradas; y el tercer grupo no desayunó: sólo tomó agua natural.

Durante el resto de la mañana, los que desayunaron avena se sintieron menos hambrientos y a la hora del almuerzo consumieron 30% menos calorías que quienes desayunaron *corn flakes* azucaradas. Una de las sorpresas fue que quienes consumieron *corn flakes* tuvieron tanta hambre y consumieron tantos alimentos en el almuerzo como los que tomaron únicamente agua.

La reducción en las calorías del almuerzo fue especialmente significativa en las personas con sobrepeso que desayunaron avena. ¿Cuál es la diferencia entre el consumo de *corn flakes* y el consumo de avena?

Los dos tipos de cereal son similares en calorías, pero la avena contiene mayores cantidades de fibra. Parece que el consumo de fibra actúa como un supresor del apetito y reduce la velocidad a la que llegan los azúcares a la sangre.

Llegó la hora de comer

Comienza la comida con una ración de proteínas, ya que estimulan la acción del glucagon (hormona que libera el azúcar del hígado y lo envía al torrente sanguíneo). Si comienzas con el plato fuerte, recuperarás los niveles de azúcar en la sangre antes de haber comido demasiado.

Prepara el platillo fuerte a base de pollo, carne o pescado, guisados con verduras o vino y especias. O bien, carne entomatada o pescado a la veracruzana y brócoli y champiñones. Evita los gravys y las salsas blancas, ya que contienen harinas refinadas; tres cucharadas de esta salsa equivalen a tu ración de carbohidrato-amarillo.

Si vas a acompañar la carne con tortillas, prefiere las de maíz, que contienen más fibra que las de trigo, o elige una rebanada de pan integral.

Toma una buena sopa, de preferencia de verduras libres, o consomé.

Estudios efectuados en Inglaterra reportan que las personas que consumen sopas caldosas como la de verduras o el consomé, consumen menos calorías por comida que quienes se la saltan. Recuerda que también puedes escoger tu ración de carbohidratos-amarillo como 1/2 taza de pasta o arroz, aunque la sopa de frijoles o lentejas sería una mejor elección por su contenido de fibra.

A la hora de la comida, elige un buen plato de ensalada cruda (cuando las verduras se cuecen, pierden su contenido de fibra). Consume verduras crujientes y estarás provocando una sensación de saciedad en tu organismo. Aderézalas con aceite de oliva y vinagre o con un poco de queso parmesano y hierbas aromáticas.

Y para terminar, gelatina de dieta o, si aún te queda tu amarillo, un buen postre a base de frutas de la estación. De preferencia, cómelas crudas y con cáscara, para provocar en tu organismo la sensación de saciedad.

Trata de beber una buena cantidad de agua. Es vital para la salud y si la tomas fría te ayudará a quemar calorías.

Cena

Para cenar no hay nada mejor que una ensalada: una mezcla de verduras de hoja verde con queso fresco y albahaca o con atún y jitomate, aderezada con una buena vinagreta. De carbohidratos amarillos puedes elegir dos tostadas o una ración de fruta.

Cuando salgas a cenar a un restaurante:

Evita las entradas o bien ordena un coctel de mariscos. Nunca pidas chorizo, chistorra o papas fritas.

Respecto del alcohol, no consumas más de dos copas por comida. Prefiere el vino, vodka o whisky que no contienen carbohidratos. O elige tu carbohidrato-amarillo como una cerveza o una copa de ron con refresco de dieta.

Elige una sopa de verduras o un buen consomé, en vez de una crema.

Como plato fuerte, prefiere pollo al limón o pescado a la plancha o al vino blanco, en vez de milanesa empanizada o lasaña.

Recomendaciones

Si realmente quieres bajar de peso, tienes que cambiar tu estilo de vida y adoptar uno más sano. Con ello no solamente ganarás en belleza sino en salud.

Puedes comenzar por comer más despacio, empleando como mínimo 20 minutos, ya que si comemos deprisa comemos de más. En efecto, la rapidez en la ingestión de alimentos no da tiempo al estómago para enviar al cerebro la señal de que ya está totalmente satisfecho, y seguimos comiendo sin darnos cuenta hasta quedar repletos.

Acostúmbrate a dejar el tenedor en el plato entre bocado y bocado. Evita comer mientras ves la televisión o lees el periódico. Siéntate a la mesa con tranquilidad, conciente de lo que estás haciendo. Muchas personas comen por aliviar la ansiedad, el enojo, la soledad o el aburrimiento. Mejor practica tu deporte favorito o camina.

Evita tener a la vista dulces y cosas que engorden.

Usa platos pequeños.

Ve siempre al mercado después de haber comido; de lo contrario, tu apetito te hará comprar cosas ricas en calorías.

Comer entre comidas no es perjudicial cuando se elige bien. Una manzana o media toronja son alimentos ligeros que nos quitan el hambre.

Es mejor comer poco cinco veces al día, que dos veces solamente, pero con exceso.

Mordisquear un tallo de apio o un pedazo de zanahoria cuando se siente debilidad es un buen recurso.

No incluyas en tu alimentación azúcar, ni dulces, ni refrescos. Evita los alimentos fritos y las botanas preparadas.

Prefiere el pescado y la pechuga de pollo a la carne de res y de cerdo, y los vegetales verdes y amarillos a los blancos (como la papa).

Disminuye el consumo de pan y arroz y aumenta el de frutas y verduras, que proporcionan fibra.

Los pepinos, las zanahorias crudas, las manzanas y el salvado, son alimentos que requieren de tiempo y energía para masticarlos y absorberlos, por lo que una persona con una dieta fibrosa puede alcanzar el punto de satisfacción antes de comer demasiado.

Una dieta fibrosa es mucho más voluminosa y necesita de más tiempo de masticación, durante el que se producen grandes cantidades de saliva y jugos gástricos. Este líquido adicional se mezcla en el estómago con la comida y produce el engrosamiento de la fibra, lo que distiende el estómago y proporciona rápidamente una sensación duradera de saciedad.

La fibra ocasiona que el intestino delgado absorba más lentamente las calorías, por lo que puedes comer más y seguir perdiendo peso.

Como regla general, consume por lo menos tres tazas de verdura cruda al día. Te aportará fibra suficiente para mejorar tu digestión y sentirte satisfecho.

Se recomienda comer cuatro o cinco veces al día.

Es preferible comer varias comidas ligeras al día que una o dos comidas abundantes (se ha comprobado que las personas que comen varias veces al día gastan más calorías).

Para poner un ejemplo, los luchadores de sumo realizan periodos de ayuno y luego comen de una sola vez una comida muy abundante, esto les hace perder músculo y acumular grasa.

Si consumimos comidas muy pesadas aumentaremos los niveles de insulina en la sangre.

Hacer cinco comidas al día, con intervalos de cuatro o cinco horas entre cada una, nos permite mantener estables los niveles de azúcar en la sangre y, con ello, obtener mayor rendimiento, concentración y productividad.

Nuestro amigo el frío

Otro factor que puede ayudarnos a acelerar nuestro proceso de adelgazamiento es el frío. Nuestro cuerpo se mantiene a una temperatura de 37°C. Si bebemos agua del refrigerador la estaremos tomando a una temperatura de 15°C y nuestro cuerpo tendrá que elevar la temperatura del agua a 37° C, que es la temperatura de nuestra orina. Esto nos hará gastar calorías.

Lo mismo sucederá si chupas hielos o paletas heladas, hechas de agua de jamaica y sustituto de azúcar. Entonces estarás tomando agua a 0°C y la tendrás que elevar a 37°C: ¡un buen gasto de calorías!

También puedes preparar hielos con extracto de vainilla y chuparlos después de las comidas.

Si el día está nublado o hace un poco de frío, aprovéchalo, no te tapes demasiado: tu organismo gastará calorías en mantener su temperatura a 37°C.

CUIDA TU PIEL

La velocidad a la que envejecemos puede acelerarse o disminuirse de acuerdo con el tipo de dieta que consumamos.

La obesidad es uno de los factores que acelera el envejecimiento, según el doctor Cooper. Si bajas de peso, dejas de fumar y realizas ejercicio, podrás detener el proceso de envejecimiento en un periodo de tiempo muy corto.

La piel es uno de los indicadores que manifiestan inmediatamente el paso del tiempo. Cuando tu peso varía, la piel se estira con cada aumento de peso; aparecen estrías y, cuando bajas, la piel no se contrae adecuadamente, mostrando flacidez en los tejidos. Por ello lo ideal es seguir un régimen saludable, que nos permita bajar lentamente y no volver a subir.

Una dieta mal balanceada puede provocar desórdenes en nuestra piel; en cambio, una dieta con un buen contenido de zinc y vitamina A puede darnos una apariencia de salud y juventud. El zinc ayuda a reparar los tejidos, y la vitamina A aumenta el recambio celular y evita la resequedad del cutis. Buenas fuentes de zinc son la carne de res, los huevos, los mariscos y las verduras de hoja verde como los berros, las acelgas y las espinacas. En cuanto a la vitamina A, la podemos encontrar en las zanahorias, la sandía, el melón, el durazno, el mango, el brócoli y los pimientos morrones.

La vitamina C favorece la buena circulación en la piel y ayuda a la producción de colágeno, proteína indispensable para mantener los tejidos firmes. Algunos alimentos ricos en vitamina C son el chile, la guayaba, la toronja, la naranja, el limón, la piña, la col y las colecitas de Bruselas.

El doctor Blumberg recomienda consumir de 6 a 8 vasos de agua al día para mantener los tejidos hidratados y recuperar un aspecto juvenil.

LA IMPORTANCIA DEL AGUA

Uno de los mejores hábitos que podemos adquirir es tomar de 8 vasos de agua al día.

Se estima que el cuerpo humano necesita hasta 3 litros de agua al día. Aproximadamente litro y medio pueden ser obtenidos de alimentos sólidos como las frutas y las verduras, que aportan cantidades importantes de agua. El litro y medio restante debe ser ingerido a través de bebidas.

El agua es indispensable para la vida, para el correcto funcionamiento de las células. Beberla en las cantidades suficientes puede ayudarnos a mejorar males como el cansancio y la debilidad general, el estreñimiento, la fiebre alta, la intoxicación, la deshidratación y algunos problemas de hígado o de riñón.

El agua y la fibra son vitales para facilitar la evacuación intestinal: cuando las personas no consumen suficiente agua pueden estreñirse. Esto se debe a que el colon absorbe el agua que requiere el organismo, y si la cantidad que tomamos no es suficiente, nuestro cuerpo se protege absorbiéndola y la hez fecal se torna seca, lo que provoca trastornos al evacuar.

Capítulo VIII

Los once alimentos que te impiden adelgazar

En los últimos años el concepto de dieta ha ido variando. Durante 18 años nos enseñaron a temer a las grasas y por eso nos sentimos seguros comprando productos alimenticios bajos en grasa. Sin embargo, a muchos de estos productos les agregan carbohidratos como la maicena para darles consistencia y, así, un exceso de azúcares o carbohidratos termina almacenado en nuestro cuerpo en forma de grasa.

1. Galletas libres de azúcar y dulces de dieta

Estos alimentos son vendidos con la leyenda "libres de azúcar", y confiamos en ellos, pues son productos especiales para diabéticos. Sin embargo, pueden tener otras fuentes de carbohidratos que también sabotean nuestros intentos por adelgazar.

Algunos alimentos no contienen sacarosa, comúnmente conocida como azúcar de mesa, pero sí tienen carbohidratos derivados de harina o alcoholes —malitol y sorbitol— que elevan los niveles de azúcar en la sangre y favorecen la producción de insulina, la hormona del hambre. Además, el consumo excesivo de este tipo de azúcares puede ocasionar diarrea, calambres y deseos de volver a comer.

2. Leche deslactosada

La leche deslactosada es muy buena para las personas que no digieren el azúcar de la leche, pero contiene otras fuentes de carbohidratos que también pueden elevar los niveles de azúcar en la sangre.

Cuando consumimos esta leche nos sentimos tranquilos, creyendo que estamos ahorrando calorías, pero muchas veces este tipo de leche contiene las mismas calorías que la leche común, aunque provenientes de otras fuentes de carbohidratos.

Puedes consumir una taza de leche y tomarla como una ración de amarillo y media de rojo. O, si no tienes problemas con la intolerancia a la lactosa, puedes elegir leche descremada, en lugar de leche entera, pues así evitas el consumo de grasas saturadas.

Si deseas adelgazar te recomendamos seguir las recomendaciones de la Asociación de diabetes: toma en cuenta la cantidad total de carbohidratos de tu dieta para estabilizar los niveles de azúcar en la sangre y mantenerte delgado y sano.

3. Galletas integrales o pan integral

Muchas personas piensan que cualquier tipo de galletas o panes integrales ayuda a adelgazar por su contenido de fibra, pero lo cierto es que casi todos ellos están elaborados con harina refinada y contienen muy poca fibra (de 0 a 5 g). Además, el tipo de salvado que les agregan está tan molido que, prácticamente, los carbohidratos que contiene llegan a la sangre en el mismo tiempo que los del pan blanco.

De preferencia elige galletas bajas en grasa, elaboradas con base en trigo entero, que tienen 2 g de fibra por cada 15 g, y pan de centeno sin cernir (*pumpernickel*).

4. Barras de granola o cereales de caja

Las recomendaciones de la pirámide nutricional dieron como resultado el nacimiento de una industria alimenticia de los cereales, que ha atiborrado los estantes de los supermercados con barras de granola y cereales de caja.

Estos productos contienen una gran cantidad de carbohidratos. Acompañados de un vaso de leche y alguna fruta, sobrepasan las necesidades de azúcar del organismo.

Recordemos que, para alcanzar nuestro peso ideal, es muy importante tomar en cuenta la cantidad de carbohidratos que llegan a nuestro organismo.

5. Jugos o bebidas de fruta natural

Cada taza (240 ml) de este producto sólo contiene 5% de jugo natural; el resto es una mezcla de agua con saborizantes artificiales, que algunas veces contiene hasta 150 calorías y una cantidad muy significativa de carbohidratos (hasta 2 o 3 amarillos).

En vez de este producto, te recomiendo consumir fruta entera y un vaso de agua natural.

6. Mezcla de cereales, semillas y frutas deshidratadas

Generalmente relacionamos este tipo de alimentos con la salud y el bienestar; sin embargo, cada tres cucharaditas proporcionan 130 calorías, por lo que si consumimos la ración recomendada estaremos ingiriendo unas ¡800 calorías!

Algunas mezclas, además, contienen coco rallado, ingrediente rico en grasas saturadas que aumenta los niveles de colesterol en la sangre.

Si deseas consumir esta mezcla como botana, limítate a 1/4 de taza. Pero sería mejor que comieras, por ejemplo, una manzana con cáscara, o una taza de melón, o una naranja en gajos, alimentos que te producirán una sensación mayor de saciedad.

7. Papas bajas en grasa

La leyenda "bajas en grasa" da la impresión de que lo que estamos comprando nos ayudará a adelgazar. La sorpresa es, que desde que se popularizó el consumo de la papa en Europa, aumentaron los índices de obesidad. Esto se debe a que la papa contiene una gran cantidad de almidones y éstos llegan a gran velocidad a la sangre, elevando los niveles de azúcar. Cuando consumimos demasiados carbohidratos la papa termina por almacenarse como grasa.

Hay que tomar en cuenta que el proceso empleado en la preparación de la papa afecta la velocidad a la que llega el azúcar a la sangre: si se consume papa hervida y con cáscara, la velocidad de absorción es más lenta; en cambio, si se consume papa horneada o puré de papa, el azúcar se absorbe a gran velocidad y pasa a los músculos o acaba convirtiéndose en grasa.

8. Refrescos de cola de dieta y té negro

El consumo de cafeína estimula la producción de insulina. Si abusamos del consumo de este tipo de productos, disminuyen los niveles de azúcar en la sangre y nos vienen deseos de comer carbohidratos. Así, la cafeína nos incita a comer y comer.

Si deseas adelgazar, te recomendamos sustituir el café negro por café descafeinado, los refrescos de cola por agua de jamaica o agua natural, y disminuir el consumo de chocolate y té negro.

9. Miel y mermeladas de frutas

Todas las mermeladas están elaboradas a base de frutas y una cantidad de azúcares o carbohidratos. En la mermelada por lo general se agregan jarabes de maíz. Lo ideal es leer las etiquetas, elegir las mermeladas bajas en carbohidratos y comer la menor cantidad posible.

10. Zanahoria, betabel, ejotes y elote

Algunas personas piensan que estas verduras, simplemente por el hecho de serlo, se pueden consumir en cantidades ilimitadas. No obstante, contienen una mayor cantidad de azúcares o carbohidratos que otras verduras y por eso debemos limitar su consumo.

En el caso de la zanahoria, recomiendo consumirla cruda, ya que la fibra retrasa la velocidad de absorción de los carbohidratos y da una sensación de saciedad. En cambio, si la consumimos cocida, en sopas o como complemento de nuestro plato fuerte, los azúcares que contiene se desdoblan en almidones y llegan a la sangre a mayor velocidad.

11. Margarinas o sustitutos de mantequilla

Estos productos contienen grasas hidrogenadas muy dañinas para la salud, ya que aumentan la producción de colesterol. Lo ideal es cocinar con grasas vegetales, como aceite de maíz, de cártamo o de girasol, y utilizar el aceite de oliva en la preparación de las ensaladas.

Limita la cantidad de aceite a tres o cuatro cucharaditas al día, pero no lo evites, ya que el aceite contiene ácidos grasos esenciales y vitaminas A, D, E y K, que favorecen la salud del organismo.

Capítulo IX

Diviértete y pierde esos kilos de más

Todos deseamos vernos bien y sentirnos bien sin tanto sacrificio. Muchas veces nos sometemos a una dieta de reducción y terminamos dejándola porque no podemos seguir un régimen demasiado estricto. Al principio nos sentimos llenos de fuerza de voluntad y somos capaces de llevar nuestra cena preparada a la casa del amigo que ofrece una fiesta o nos invita a cenar, pero después nos cansamos o nos desanimamos y el trabajo que nos cuesta seguir la dieta, más el hecho de mantenernos aislados si la seguimos, termina por acabar con nuestros buenos propósitos.

Para muchas personas, llevar a cabo una dieta significa encerrarse en sus casas y olvidarse de disfrutar la vida. Esto no tiene que ser así: con algunas buenas elecciones podemos aprender a comer sanamente y desaparecer esos kilos que nos sobran.

De acuerdo con algunas estadísticas, el 48% de los adultos opina que comer en restaurantes es una parte importante de su estilo de vida. En restaurantes y cafeterías escolares se sirven más de 50 billones de comidas al año. Con un poco de conocimiento sobre los principios para adelgazar, podremos salir a divertirnos, a pasear, y aun así, bajar de peso.

Para adelgazar es importante que mantengamos estables los niveles de insulina en sangre, y con este fin es importante que consumamos carbohidratos que lleven el azúcar a la sangre a baja velocidad, como la fruta, la leche y las leguminosas, y reduzcamos el consumo de cereales, que favorecen la producción de insulina.

Recomendaciones para comer en restaurantes

Para empezar, pide jugo de tomate, agua mineral con limón, vino blanco o vino tinto.

Escoge sólo una ración de alimentos que contenga almidones. Es decir, si vas a tomar una cerveza, no consumas pan; o si deseas media ración de postre, no bebas cerveza ni pidas espagueti, arroz, tortilla o pan.

Comienza por el plato fuerte. Selecciona alimentos que hayan sido preparados con simplicidad. Para comer con menos grasa, prefiere los platillos horneados, hervidos, a la parrilla, al vapor o cocidos en su jugo, y evita los platillos preparados al gratín, fritos o bañados con crema o salsa holandesa.

Para evitar el consumo excesivo de carbohidratos o azúcares, pide pollo, carne o pescado con cualquier verdura, y evita los platillos preparados con papa, elote, betabel, ejote y zanahoria cocida.

Puedes escoger un filete al limón, a la pimienta, a la mostaza o preparado con hierbas finas; o bien, un pescado al mojo de ajo, a la veracruzana; o pollo entomatado o a la plancha.

Evita los empanizados, los capeados, las salsas *gravy* y las agridulces, la barbacoa, el mole y el pipián.

Recuerda, además, consumir porciones razonables, ya que en los restaurantes generalmente las porciones son muy grandes. Trata de compartir tu orden con algún amigo o pide que te envuelvan una parte para llevar. Es mejor que pagues la orden completa y sólo comas la mitad, a que almacenes media ración en forma de grasa dentro de tu cuerpo.

¡Cuidado con las ensaladas!

Según informes de The American Dietetic Association, un plato de ensalada puede aportarnos hasta 1,000 calorías, ya que los aderezos comerciales pueden contener muchos almidones. Si además añadimos crotones, queso y pedazos de tocino, el resultado será un exceso de calorías.

Es mejor que elijas verduras crudas. Pueden ser de hojas verdes como lechuga, acelgas, espinacas o berros, o bien de jitomate, pimientos, palmitos o espárragos. Aderézalas tú mismo con aceite de oliva y vinagre. Puedes agregar condimentos o especias. Si seleccionas una ensalada con queso de cabra o jamón de pavo, elígela como plato fuerte. Después puedes comer media ración de postre, si no has comido pan.

Los mejores postres que puedes elegir son fruta con queso y yogur congelado o helado. También puedes pedir una fruta o 1/2 taza de helado y eliminar tu ración de pan.

A continuación ofrecemos algunos consejos para comer en diversos restaurantes.

Tacos

Elige:
2 tortillas o 1 cerveza (1 amarillo)
Agua mineral
Carne asada, cebollitas, nopalitos y un poco de guacamole

Elige carnes magras como bistec, filete o carne deshebrada. La porción de carne debe ser la equivalente a la palma de tu mano, sin tomar en cuenta los dedos. Evita la barbacoa y las carnitas, que contienen grasas animales muy dañinas para la circulación.

Las salsas preparadas con tomate o jitomate, chile y cebolla, son libres. Puedes terminar con unas mentas sin azúcar.

Tortas

Elige un relleno sencillo:
Jamón, pollo, queso panela o carne deshebrada
Evita las tortas de milanesa empanizada o de barbacoa
Toma sólo una tapa del pan (1 amarillo)
Pide agua embotellada o agua mineral con limón

Puedes acompañar la torta con un consomé o una buena ensalada verde, dependiendo de qué tan limpio sea el restaurante.

Hamburguesas

Come sólo una tapa de pan si tu dieta te indica un amarillo en esa comida. Pide tu hamburguesa sin queso y ponle poco catsup. Acompáñala con ensalada cruda con limón o a la italiana, o escoge una hamburguesa con lechuga y jitomate. Evita los tríos de hamburguesa, papas fritas y refresco.

Elige entre seis papas fritas a la francesa o una tapa de pan de tu hamburguesa o seis *nuggets*.

En caso de que no puedas tomar agua embotellada, elige un refresco de dieta y no pidas postre.

Restaurante italiano

Puedes comenzar con un *carpaccio* como entremés o una ensalada de *mozzarella* con jitomate.

Si vas a optar por una pasta, elige solamente 1/2 taza de pasta y pídela preparada con jitomate, champiñones y queso o con jitomate, pimiento y carne o mariscos.

En caso de que alguien pida pizza, sólo toma media rebanada de pizza y no tomes ninguna otra cosa con pan. Y acompáñala con una buena ensalada a la vinagreta.

Restaurante japonés

Elige un rollo de sushi sin empanizar o 1/2 orden de yakimeshi (arroz con verduras). Puedes continuar con un tepanyaki (pollo o camarones a la plancha con verduras) o una ensalada de pepinos con cangrejo, o bien con brochetas de pollo o camarón. Como postre, puedes pedir unas mentas sin azúcar.

Restaurante chino

La comida china contiene gran cantidad de almidones; por lo tanto, debes tener mucho cuidado con ella.

Evita los agridulces y los empanizados. El mejor platillo será un chop suey con media orden de arroz.

Restaurante de comida internacional

Si tienes la oportunidad de escoger adónde ir, este tipo de restaurantes puede ser la mejor opción, ya que en ellos encontrarás una gran variedad de platillos para elegir. Puedes tomar algún caldo de verduras o platillos preparados con vino blanco o tinto.

Pregunta siempre al mesero cómo están preparados los platillos y evita cualquier receta que contenga harina o maicena. Para botanear, elige alcachofas, champiñones, espárragos o palmitos.

Elige una buena ensalada y aderézala con aceite de oliva y vinagre. Evita el aderezo mil islas, el roquefort y el francés.

Escoge tu ración de carbohidrato puede ser de 1/3 de rebanada de pastel o de 1/2 bolillo sin migajón.

Para acompañar la comida toma una buena copa de vino. Disfruta cada bocado y, sobre todo, disfruta de la vida, de tus amistades, de la conversación. La compañía de un buen amigo puede enriquecerte y llenar ese espacio en tu vida que no se ve, pero que siempre esta ahí, anhelando vivir.

Capítulo X

¡Adelante con el ejercicio!

Haciendo la misma cantidad de ejercicio, una persona gruesa quema más calorías que una persona delgada, porque mover el peso extra requiere mayor gasto de energía. Ésta es la razón por la cual una persona obesa adelgaza con mayor rapidez que otra que sólo tiene unos kilitos de más. Nuestro cuerpo tiene 666 músculos y a cada uno de ellos le gusta ser ejercitado.

Existe la falsa creencia de que el ejercicio o la actividad física aumentan el apetito. Los estudios científicos han demostrado que la cantidad de alimentos que se ingieren, a la larga disminuye cuando una persona pasa de una ocupación con poca actividad a otra de actividad moderada. El ejercicio energético antes de una comida generalmente reduce el apetito. También, si se aprende a disfrutar del ejercicio, se sustituirá la manera de comer indebida, causada por el aburrimiento y la tensión.

No tienes que empezar a correr ni hacer algún ejercicio pesado hasta agotarte. De hecho, se ha demostrado que si realizas ejercicio lentamente y con constancia, empiezas a utilizar como combustible la grasa almacenada. En cambio, si corres a toda velocidad sólo quemas glucosa y no grasa.

Por ejemplo, si decides salir a caminar, no pretendas correr como un atleta desde el primer día. Comienza por caminar a buen paso. Lo importante es que la duración del ejercicio sea de 30 minutos, ya que durante los primeros 15 el cuerpo gasta las reservas de glucosa y sólo 15 minutos después se empieza a utilizar la grasa almacenada.

Cuando se quiere adelgazar, es muy cierto el dicho: "Más vale paso que dure y no trote que canse".

En los últimos años, muchas investigaciones han demostrado los múltiples beneficios que el ejercicio proporciona, por lo que gran cantidad de personas se han sometido a programas de ejercicio intenso, que sólo ponen en riesgo su integridad física. El ejercicio debe realizarse en forma moderada, para mantener nuestro organismo en óptimas condiciones de salud.

Cuando empezamos a hacer ejercicio, se utiliza como primera fuente de energía el glucógeno almacenado en el músculo. Esta energía se acaba aproximadamente a los 15 minutos de haber comenzado el ejercicio. Si continúas ejercitándote de manera moderada, a 60% de tu máximo ritmo cardiaco, aproximadamente unas 120 o 130 pulsaciones por minuto, se activa el uso de la grasa como combustible; de esta manera, la grasa aporta 75% de la energía total que se requiere durante los siguientes 15 minutos de ejercicio. En cambio, si aumentamos el ritmo cardiaco a 150 pulsaciones por minuto, el consumo de grasa disminuye, ya que nuestro organismo entra en periodo de transición aeróbico-no aeróbico, en el que la energía utilizada proviene 50% de las grasas y 50% de los carbohidratos.

Cuando realizamos ejercicio de alta intensidad producimos ácido láctico, y la fuente de energía proviene en su totalidad de los carbohidratos.

Realizar ejercicio aumentará tu gasto de calorías.

Cuando realizamos ejercicio aumentamos nuestro metabolismo o gasto calórico durante todo el día. Después del ejercicio prolongado, la recuperación puede durar hasta 12 horas, lo que nos ayuda a gastar otras 100 calorías adicionales.

El ejercicio ayuda a mantener estable el nivel de azúcar en la sangre.

El ejercicio aeróbico reduce los niveles de producción de insulina e incrementa los niveles de glucagon, hormona que libera el azúcar del hígado y lo manda al torrente sanguíneo.

El ejercicio dilata los vasos sanguíneos e incrementa el paso del oxígeno a los músculos. Sin la presencia de oxígeno, los músculos no pueden utilizar como fuente de energía la grasa almacenada. Así, en la medida en que realizamos ejercicio, evitamos el almacenamiento de grasas.

Recordemos que los azúcares de la sangre, con ayuda de la insulina, pasan al músculo y sólo el sobrante se almacena como grasa. Entre mayor porcentaje de músculo tengas en tu cuerpo, menos grasas almacenarás.

La pérdida muscular paulatina

A partir de los 30 años comienza a descender el nivel de producción de la hormona del crecimiento en nuestro organismo, con lo que perdemos 1/2 kilo de músculo cada año, que es sustituido por 1/2 kilo de grasa. Si no nos ejercitamos, al alcanzar los 40 años habremos perdido cinco kilos de músculo y a los 50 años, diez. Cada kilo de músculo quema 46 calorías; en cambio, un kilo de grasa quema sólo dos, por lo que a los 50 años estaríamos dejando de quemar 440 calorías. Entonces, si continuamos consumiendo la misma cantidad de alimento, comenzamos a acumular grasa. De ahí el comentario de que llegamos a "la edad de los nunca": "yo nunca antes había pesado tanto..."

La clínica Mayo recomienda el ejercicio como la manera más económica de aumentar la producción de la hormona del crecimiento, hormona que ayuda a la formación de masa muscular y evita el envejecimiento prematuro.

El ejercicio aeróbico aumenta de 1.5 a 2 veces la producción de la hormona del crecimiento, y una rutina de ejercicios con pesas la aumenta de 3 a 4 veces. Se recomienda alternar los dos tipos de ejercicio, aeróbico y anaeróbico, para lograr los resultados deseados y evitar la pérdida muscular.

El ejercicio moderado te permitirá quemar la grasa almacenada

Si deseas adelgazar, el ejercicio moderado y el factor tiempo son la clave. Haz ejercicio por lo menos durante 30 minutos, ya que durante los primeros 15 minutos únicamente utilizas glucógeno y después comienzas a utilizar la grasa almacenada.

Quema grasa realizando ejercicio

Los expertos reconocen que la dieta no es suficiente para quemar el exceso de calorías provenientes de una alimentación alta en grasa y alta en azúcar, que ha llevado a la población a registrar altos porcentajes de obesidad.

La American Heart Association afirma que un programa regular de entrenamiento con pesas aumenta la fuerza muscular. El acondicionamiento físico mejora el funcionamiento del corazón y los pulmones, y además reduce los riesgos de enfermedad coronaria y favorece el metabolismo de la glucosa.

El ejercicio regular puede ayudar a evitar la depresión, aumenta la autoestima, ayuda a controlar el estrés y mejora nuestra calidad de vida.

Las ventajas del ejercicio moderado

No puede conservarse la salud si no se hace ejercicio, del mismo modo que no se puede subsistir sin alimento. "La vida está en movimiento", dijo Aristóteles. De no movernos, nos atrofiamos y afectamos todas las funciones del organismo. Las articulaciones de la caja torácica comienzan a anquilosarse y el tejido pulmonar pierde elasticidad. Esta parálisis progresiva disminuye la capacidad de oxigenación del organismo.

Cuando realizamos algún ejercicio, los pulmones se despliegan, permitiendo la entrada de oxígeno a todos los sistemas de nuestro cuerpo, con lo que la sangre se libera de impurezas y nuestros órganos se renuevan.

El ejercicio mejora las condiciones del corazón, elimina la tensión y nos ayuda a disminuir los niveles de grasa almacenada, reduciendo nuestras medidas, afirmando nuestros músculos y moldeando nuestro cuerpo. Además, el ejercicio aumenta la condición física, con lo cual el corazón y los pulmones funcionan eficientemente, lo que incrementa la fuerza muscular, la flexibilidad, la agilidad y la coordinación, y acumula reservas de energía.

De acuerdo con los datos publicados en 24 estudios, la actividad física reduce el riesgo de desarrollar cáncer de colon.

Ejercicio para prevenir la osteoporosis

El ejercicio físico también previene la osteoporosis, permitiendo la movilización del calcio y la renovación constante de los huesos.

La importancia del ejercicio sobre el sistema estructural comienza en la juventud. El 30% del esqueleto se forma durante la pubertad, de los 9 a los 14 años, edad ideal para fomentar el hábito del ejercicio.

Los depósitos de minerales en los huesos pueden ayudar a las mujeres a mantener en óptimas condiciones su esqueleto durante la menopausia, cuando empieza a perderse la masa ósea. Los ejercicios de resistencia que se realizan con regularidad —de dos a tres por veces por semana— evitan el riesgo de desgaste de cartílagos o los desgarres musculares que pueden presentarse con actividades de alto impacto.

Ejercicio para reducir los niveles de colesterol en sangre

Los expertos reconocen que realizar ejercicio con regularidad ayuda a aumentar el gasto de energía y a reducir los niveles de colesterol. Investigadores de la universidad Old Dominion evaluaron los niveles de colesterol en mujeres jóvenes y sanas y encontraron que el entrenamiento con pesas reduce los niveles de lipoproteínas de baja densidad (LDL), comúnmente conocidas como colesterol malo. El ejercicio aeróbico produjo los mismos resultados.

Los participantes en el estudio citado mostraron una reducción en sus niveles de colesterol y grasa, aumentaron la fuerza muscular y mejoraron su equilibrio corporal, reduciendo el riesgo de caídas.

Cada sesión de entrenamiento duró de 45 a 50 minutos. Se realizaron sesiones de 3 días a la semana durante 14 semanas.

Es importante señalar que, si piensas practicar una rutina con pesas, es recomendable ejercitarse cada tercer día para dejar que los músculos descansen y se recuperen.

De acuerdo con la investigación del doctor Curton, la forma más efectiva de reducir el colesterol es valiéndose de la dieta y la práctica de ejercicio constante. El ejercicio se debe practicar cuatro días por semana, con un gasto promedio de energía de 300 calorías diario, mediante un ejercicio aeróbico moderado.

Libérate del estrés

El ejercicio, además, te ayuda a liberarte del estrés emocional. A veces comemos de más porque nos sentimos aburridos o irritables. El ejercicio te hará relajarte y te ayudará a salir de casa y huir de las tentaciones. Cuando no tenemos nada que hacer, lo primero que se nos ocurre es ir a buscar algo a la despensa.

Es importante que busques un ejercicio que te guste y se adapte a tu estilo de vida. Si eres disciplinado puedes realizarlo en casa, pero si prefieres hacer ejercicio en grupo puedes inscribirte en clases de baile o hacer ejercicios aeróbicos en un gimnasio. Piensa en algo que puedas hacer toda tu vida y que te dé grandes satisfacciones.

El ejercicio da nuevo vigor a la vida sexual

Cuando uno se siente atractivo y en forma, la intimidad adquiere un encanto especial. Los expertos opinan que el ejercicio promueve una multitud de cambios fisiológicos que pueden ocasionar un renacimiento sexual en quienes lo practican.

La sicóloga Linda de Villers analizó dos mil encuestas efectuadas para una revista femenina y descubrió que 83% de quienes las respondieron eran mujeres que realizaban ejercicios aeróbicos tres veces por semana.

De ellas, 40% dijo excitarse con mayor rapidez que antes de iniciar el programa de ejercicios, 31% afirmaba tener relaciones sexuales más a menudo y 25% alcanzaba el orgasmo con más facilidad.

Cualquier ejercicio aeróbico puede mejorar tu vida sexual. Algunos científicos consideran que las endorfinas —hormonas que se liberan durante el ejercicio— pueden elevar el estado de ánimo y convertirnos en mejores amantes. Estas sustancias se liberan después de correr unos tres kilómetros o hacer un ejercicio equivalente.

Otros investigadores señalan la relación entre la actividad física y los bajos niveles de colesterol malo.

La actividad física mejora la circulación y aumenta la concentración de colesterol bueno o lipoproteínas de alta densidad, lo que ayuda a que las arterias se destapen y mejore el flujo de la sangre en todo el organismo, incluidos la región pélvica y los órganos sexuales.

En los hombres sedentarios, la deficiencia en el suministro de sangre disminuye la capacidad de erección del miembro masculino, explica James White, fisiólogo del ejercicio.

Todo aquel que haga ejercicio y se alimente bien, se sentirá mejor y gozará de una vida sexual intensa.

Importancia de los músculos para la pérdida de peso

El principal propósito del ejercicio es la adaptación física, lo que significa que tu corazón y pulmones funcionen eficientemente y que tengas fuerza muscular, flexibilidad, agilidad, coordinación y reservas de energía.

Cuando combinamos las pesas con ejercicios aeróbicos, obtenemos resultados más notables en cuanto a la pérdida de grasa.

Haz pesas dos o tres veces por semana, levantando las pequeñas para los brazos, cuello y torso, y las largas de la cintura para abajo. Por cada medio kilo de músculo que desarrollemos, quemaremos 46 calorías extra al día.

Busca la manera de realizar ejercicio, inclúyelo en tu horario, diviértete haciéndolo. Si no te gustan los deportes solitarios, busca uno de grupo.

Recomendaciones:

- Empieza pausadamente.
- Tómate unos minutos de calentamiento al principio y unos de relajación al final.
- Si en un momento dado sientes náusea, la respiración demasiado rápida, dolor en el pecho o punzadas en el corazón, bájale al ritmo hasta que tu pulso se desacelere y llama al doctor.
- Escoge el ejercicio que más se acerque a tu meta y condición. Si te gusta correr, empieza caminando 25 pasos y corriendo o caminando rápido otros 25. Paulatinamente camina menos y corre más, hasta que logres correr 30 minutos seguidos.

El doctor Prieto Tonino, jefe de medicina del deporte del Centro médico de la universidad de Loyola, dice que no hace falta gastar grandes sumas de dinero para hacer ejercicio: "Basta con salir a caminar".

Mantente joven haciendo ejercicio

Investigaciones de la universidad de Texas en Galveston han mostrado que el ejercicio puede retardar el proceso de envejecimiento.

Un programa de caminata con duración de 22 semanas, para personas de 70 años, les hizo recuperar 22 años de capacidad pulmonar disminuida, y un entrenamiento de resistencia de 12 meses aumentó en 100% su fuerza muscular. En el caso de las mujeres de 64 años, se duplicó la fuerza muscular de sus piernas.

Las personas que caminaban varios días por semana disminuyeron su riesgo de discapacidad, se volvieron capaces de realizar caminatas largas, subir escaleras, arrodillarse e inclinarse.

Los pacientes que realizaron ejercicio con regularidad durante dos años tuvieron menos casos de enfermedades cardiacas que quienes no lo hicieron.

Entre las personas que habían tenido una enfermedad circulatoria, el ejercicio redujo de 20 a 25% el riesgo de muerte por ataque cardiaco.

Haz ejercicio y come más

Si te encanta comer, date ese gusto y realiza 30 minutos diarios de caminata rápida. Así podrás aumentar un asterisco a tu dieta actual.

Si deseas reducir de peso y mantener firmes tus tejidos, no existe nada mejor que una buena caminata, que te permitirá formar músculo y bajar de peso sin flacidez.

En el caso del ejercicio aeróbico, lo ideal es estar en un rango de entre 60 y 80% de tu ritmo cardiaco.

Para calcular tu ritmo cardiaco, utiliza la siguiente fórmula:

Ritmo cardiaco (RC) = 220 – edad.

RC x .80 = nivel máximo.

RC x .60 = nivel mínimo.

Es importante, para que realmente quemes grasa, que no sobrepases tu límite máximo.

Realizar ejercicio nos dará muchas recompensas: nos ayudará a perder grasa, a mantenernos en una talla pequeña y, lo mejor: nuestra piel se verá firme y atractiva como en los años de juventud.

La recompensa que obtendrás será maravillosa: un organismo sano que lleva su carga de energía vital a las células cerebrales y las limpia de "inquietudes malsanas", dándoles fuerza y, lo más importante, alegría de vivir.

Capítulo XI

Tus motivaciones para adelgazar

Para lograr nuestros objetivos, todos tenemos dos motivaciones básicas:
1. Buscar el placer.
2. Evitar el dolor.

Mientras no descubramos cuáles son nuestras verdaderas motivaciones para adelgazar, es muy posible que vayamos de una dieta a otra sin obtener resultados. El placer instantáneo de comer un delicioso pastel puede hacer que hagamos a un lado el intento de bajar de peso y nos olvidemos por completo de la dieta.

Para que realmente alcancemos el peso deseado tenemos que imaginar nuestra meta y tener claro cuáles son nuestras razones para adelgazar.

Tómate un tiempo de descanso en un lugar tranquilo para reflexionar, y contesta estas preguntas:

¿Qué es lo que me motiva a cambiar?

Cuando alcance mi peso ideal, ¿qué va a ser diferente en mi vida?

¿Cómo va a cambiar la relación con mi pareja o con mis familiares?

Imagina tu éxito

Supongamos que terminas todas tus actividades del día y comienza a oscurecer. Te vas a dormir y a la mitad de la noche sucede un milagro. El milagro es que amaneces sintiéndote una persona sana y te encuentras en tu peso ideal. ¿Qué cambios observas en tu vida? ¿Qué nuevas cosas estás haciendo?

Establece metas pequeñas

Comienza por establecer metas pequeñas y concretas: tomar más agua, salir a caminar, dejar el refresco. A fin de cuentas, perder peso va a ser el resultado de estos pequeños cambios.

Evaluación

Una vez que hayas contestado las preguntas anteriores, reflexiona por unos momentos: ¿Qué estás haciendo que sea bueno, positivo y saludable para ti? Puede ser que estés comiendo verduras o haciendo ejercicio dos veces por semana. Cada semana pregúntate: ¿Qué ha mejorado en mi vida? ¿Qué opinan de este cambio los que me rodean? ¿Qué cambios tengo que hacer en mi vida para lograr que sean tres días los que haga ejercicio en vez de dos?

Realiza una tarea diaria

Comienza por recordar que la solución de los grandes problemas empieza con una pequeña solución. Debes ser perseverante.

Recuerda que "no llega a la meta el más veloz sino el que permanece corriendo".

Aprende a controlar tu apetito

¿Alguna vez te ha sucedido que al terminar una comida dices: "me siento tan mal que no volveré a comer hasta mañana"? ¿O tal vez, durante alguna comida, comiste tanto que tuviste que aflojarte el cinturón para comer el pastel que se te antojó mucho?

Si esto te suena familiar, es probable que no estés escuchando los mensajes que te envía tu cuerpo. Nuestro organismo nos envía señales, avisándonos que estamos satisfechos y, si comemos más, nos sentiremos muy mal después.

Por suerte, existen estrategias prácticas y sencillas que podemos usar para captar las señales que nuestro cuerpo nos envía. Pronto podrás notar que las siguientes recomendaciones te conducirán hacia hábitos alimenticios más saludables y te proporcionarán una mayor sensación de satisfacción después de que hayas terminado de comer.

1. Realiza cambios en tu casa

Necesitas hacer algunas adaptaciones en tu casa para poder cumplir tus metas. Revisa todos los rincones y observa dónde tienes la comida. La comida no debe estar a la vista, a menos que abras el refrigerador o la despensa. Incluso, cuando abras el refrigerador o la despensa trata de que la comida más accesible sea baja en calorías y en grasa. Guarda en recipientes transparentes pepinos y jícamas con limón. Ten a la vista una jarra de agua de jamaica, endulzada con fructuosa.

Pon en la parte posterior del refrigerador, en recipientes opacos de color oscuro, los postres o guisados que contengan grasa o azúcar. De preferencia, no tengas comida que pueda sabotear tus propósitos.

2. Elimina las asociaciones

A veces tenemos alimentos asociados entre sí: tomamos café con galletas o leche con pan. En ese caso, será más fácil lograr nuestra meta si eliminamos ambos de nuestra alimentación.

En otros casos, relacionamos alguna actividad con lo que comemos. Por ejemplo, comemos papas mientras cosemos o galletas mientras escribimos. Será mejor dejar esa actividad asociada a la comida por un tiempo, hasta que podamos controlar nuestra alimentación adecuadamente.

A veces nos sentamos a ver televisión y se nos antoja todo lo que vemos, por lo que vamos a buscar algo de comer a la alacena. En ese caso, busca otra actividad que te distraiga, analiza qué es lo que estás haciendo cuando logras tus propósitos y repítelo hasta que se vuelva un hábito.

3. Sintoniza las señales de tu cuerpo

Ya que tengas controladas las señales ambientales que te inducen a comer, será más fácil que prestes atención a los avisos de tu cuerpo. Las señales biológicas más comunes del hambre, son ruidos en el estómago, dolor de cabeza, baja temperatura en el cuerpo y mayor salivación. Cada persona posee señales específicas: es importante que te observes cuidadosamente y aprendas a detectarlas. Come sólo cuando tengas hambre.

4. Come despacio

Disminuye la velocidad a la que comes. A algunos alimentos les toma tiempo empezar a circular por el torrente sanguíneo e informar al cerebro que ya no es necesario seguir comiendo. Así, durante los primeros 10 a 15 minutos tu cuerpo no registra que ya estás satisfecho. Aproximadamente 20 minutos después de haber empezado a comer, el cerebro registra que estás satisfecho; por lo tanto, si comes a gran velocidad habrás ingerido demasiado alimento. Date el tiempo necesario para disfrutar los alimentos, platica, disfruta cada bocado: ésa es la manera más simple de evitar comer en exceso.

Sigue estas recomendaciones para disfrutar la comida y aprovecharla mejor:

- Relájate.
- Toma un sorbo de agua entre bocado y bocado.
- Pon los cubiertos en el plato mientras masticas.
- Concéntrate en la plática de tus familiares o amigos, escúchalos con atención.
- Haz una pausa en medio de la comida.
- Trata de servirte una sola vez, no dejes los platones de comida sobre la mesa o ponlos en un lugar alejado, de manera que tengas que levantarte para volver a servirte.
- Usa palillos chinos o come con la mano opuesta, para que te cueste más trabajo tomar los alimentos y comas con lentitud.
- Date tiempo para comer, de 20 a 30 minutos. Esto asegurará tu éxito, ya que tu cuerpo enviará al cerebro las señales de que ya no tienes hambre y evitarás comer en exceso.

5. Presta atención a tu cuerpo

Cuando sea la hora de comer, examina las señales que tu cuerpo te envía. Si todavía no tienes hambre, espera unos 20 minutos. Aguarda que las señales se manifiesten claramente.

6. Ten paciencia

Ten presente que dejar que tu cuerpo determine tu comportamiento al comer es uno de los hábitos más difíciles de desarrollar, sobre todo después de toda una vida comiendo bajo las órdenes de señales externas.

Hoy puedes dar el primer paso, pero si de vez en cuando comes por la influencia de señales externas, no te desanimes; simplemente vuelve a poner atención a tu cuerpo y mantente atento hasta que vayas creando un hábito y elimines día con día la influencia de las señales externas.

7. Identifica alimentos y situaciones desencadenantes

Alimentos desencadenantes

EL AZÚCAR. De todas las comidas que provocan adicción y alteran el ánimo, la más común es el azúcar, porque afecta a un mayor número de personas y está presente de manera muy abundante en su dieta. El exceso de azúcar en caramelos, postres, refrescos y cereales, eleva los niveles de azúcar en la sangre y los transforma en grasa, lo que ocasiona que el nivel de azúcar baje bruscamente y necesitemos más. Muchas personas dicen que el azúcar funciona como una medicina contra el aburrimiento y la depresión y también produce una ola de energía. Pero estos efectos son de corta duración y aceleran la adicción.

EL CHOCOLATE. El chocolate es el segundo desencadenante más común. El término que la mayoría de las personas utiliza para describir el chocolate se relaciona con los sentimientos. Usan expresiones como: "Amo el chocolate". En el Instituto siquiátrico del estado de Nueva York se publicó un estudio para mostrar que un cuerpo enamorado produce una sustancia llamada feniletilamina. El chocolate está cargado de feniletilamina. De manera que cuando alguna persona dice que ama el chocolate, no habla sólo metafóricamente.

Si no puedes controlar tu compulsión por comer chocolate, no lo compres. Y pide a tus familiares que, si los van a comer, los escondan o los mantengan alejados de ti.

Situaciones desencadenantes

El comedor compulsivo debe identificar las situaciones desencadenantes y ponerse en guardia contra ellas, pues pueden darle el empujón hacia una comilona.

La mayoría de las personas comen ansiosamente en las reuniones familiares, en especial en la época de vacaciones. La frase que se oye con mayor frecuencia es: "Nos reuniremos para comer". Las personas no suelen respetar a quienes están a dieta y suelen decirles frases como estas: "No exageres, no estás tan gordo", "¿no vas a probar esta delicia? ¡La preparé especialmente para ti!" Es mejor decir que tienes un problema de salud, como el colesterol alto o un nivel de triglicеridos elevado, y el médico no te permite comer esos alimentos. De esta manera te van a cuidar y respetar.

Las fiestas y festejos, sobre todo los relacionados con el ámbito laboral, representan un peligro especial por la presión que ejercen para comer, beber y celebrar. En esos casos, come algo liviano antes de salir de casa, como una buena ensalada, y toma dos vasos de agua.

El simple hecho de pasar frente a una cafetería puede ser un factor desencadenante. Cambia de ruta o escucha casetes que te relajen o distraigan de aquello que te tienta. Cada vez que estés a punto de sucumbir a un antojo, bebe agua y lávate los dientes. Otro recurso es llevar siempre en tu bolsa enjuague bucal y aplicar unas gotas sobre la lengua: es muy posible que dejes de tener el antojo o el primer bocado te sepa mal y dejes el resto.

El olor de un alimento también puede ser un desencadenante poderoso, como el aroma del pollo frito, del café, de las pizzas. Un paciente solía decir que su cine preferido olía siempre a palomitas de maíz. Piensa que el olor puede ser incluso mejor que el alimento. Recuerdo una tienda departamental que olía siempre a galletas de chocolate; la gente acudía a comprarlas motivada por el olor, y después se decepcionaba con el sabor. Si no resistes la tentación de comer algo, primero huélelo un tiempo y después mastícalo despacito, date la oportunidad de saborearlo.

Por lo general, nos sentimos culpables de comer chocolates y nos comemos una bolsa a toda velocidad, sin saborearlos. Si aprendemos a olerlos y saborearlos, uno puede ser suficiente para dejarnos satisfechos.

Otra situación desencadenante puede ocurrir cuando vamos de compras. Varios métodos son útiles para que el supermercado no sea tan peligroso. En primer lugar, nunca vayas con el estómago vacío; en segundo, haz una lista de lo que vas a comprar; en tercero, evita los pasillos tentadores o pide que alguien te acompañe y tome lo que se necesite de esas áreas.

Capítulo XII

Mantente en forma comiendo

Una vez que has alcanzado tu peso ideal y tu organismo ha estabilizando la producción de insulina, es tiempo de comenzar a consumir una dieta equilibrada, aumentando la cantidad de carbohidratos.

El asterisco perfecto, durante la etapa de mantenimiento, está formado por 2 amarillos (carbohidratos), 1 rojo (proteínas) y 1 azul (grasas).

Como las leguminosas y los lácteos contienen carbohidratos y proteínas, los consideraremos una ración amarilla y media ración roja, lo que nos da el color naranja (ver lista de asteriscos naranja, p. 119).

El asterisco ideal representa así un paquete de 300 calorías, que incluye: un amarillo (carbohidratos), un naranja (carbohidratos y proteínas), medio rojo (proteínas) y un azul (grasas).

Con los porcentajes aproximados de: 50% carbohidratos, 20% de proteínas y 30% de grasas. Y un índice glicémico de 45 a 50% lo que indica una velocidad media proveedora de salud y bienestar.

Cada asterisco puede adaptarse a tus gustos y estilo de vida. Te permitirá disfrutar una gran variedad de alimentos y mantenerte en el peso ideal sin sacrificios.

Consume la cantidad de asteriscos indicada para mantener tu peso ideal. Si estabas en un proceso de adelgazamiento ahora puedes aumentar 3 asteriscos a tu dieta.

Durante el mantenimiento aumenta el consumo de carbohidratos de modo que cubras las necesidades del cerebro y del músculo.

CÁLCULO DEL ASTERISCO DE MANTENIMIENTO

El cálculo del paquete de asterisco de mantenimiento fue realizado a partir de las listas de equivalencias de los alimentos reportados en el libro de *Nutriología médica*. Si los cuadros que te presento a continuación te parecen muy técnicos, no te preocupes, porque enseguida viene la lista completa de alimentos por su tipo y color, que será realmente tu guía.

Grupos de alimentos	Calorías	Carbohidratos	Proteínas	Grasas	Índice glicémico
Cereales o verdura C*	70	15	2	0	65%
Leguminosas	105	18	6	1	36%
Lípidos	45	0	0	5	0
Tejidos animales	75	0	7	5	0
Leche o derivados	80	12	8	0	33%
Fruta y azúcares	80	20	0	0	46-55%
Verdura B	25	5	2	0	50%
Verdura A	0/libre	0/libre	0/libre	0/libre	0

* Papa y elote.

Combinación de asteriscos # 1

	Calorías	Carbohidratos	Proteínas	Grasas	Índice glicémico
Fruta	80	20	0	0	46%
Proteína animal	75	0	7	5	0
Leche o derivados	80	12	8	0	33%
Grasa	45	0	0	5	0
Verdura B	25	5	2	0	50%
Verdura A	0/libre	0/libre	0/libre	0/libre	0
Total	305	37	17	10	43% Promedio

Combinación de asteriscos # 2

	Calorías	Carbohidratos	Proteínas	Grasas	Índice glicémico
Cereal o verdura C	70	15	2	0	65%
Leche y derivados	80	12	8	0	33%
Verdura B	25	5	2	0	50%
Proteína animal	75	0	7	5	0
Aceites y lípidos	45	0	0	5	0
Verdura A	0/libre	0/libre	0/libre	0/libre	0
Total	295	32	19	10	49% Promedio

Combinación de asteriscos # 3

	Calorías	Carbohidratos	Proteínas	Grasas	Índice glicémico
Fruta	80	20	0	0	46%
Proteína animal	75	0	7	5	0
Leguminosas	105	18	6	1	36%
Aceites o lípidos	45	0	0	5	0
Verdura A	0/libre	0/libre	0/libre	0/libre	
Total	305	38	13	11	42.5% Promedio

Combinación de asteriscos # 4

	Calorías	Carbohidratos	Proteínas	Grasas	Índice glicémico
Cereal	70	15	2	0	65%
Leguminosa	105	18	6	1	36%
Proteína	75	0	7	5	0
Grasa	45	0	0	5	0
Verdura A	0/libre	0/libre	0/libre	0/libre	
Total	295	33	15	11	50.5% Promedio

Asterisco naranja: 1 ración de carbohidratos y 1/2 de proteínas

Leguminosas
1/2 taza de frijol
1/2 taza de lenteja
1/2 taza de habas
1/2 taza de garbanzos
1/2 taza de chícharos
1 taza de germinado de soya
1 1/2 tazas de soya texturizada hidratada.

*Lácteos**
1 taza de leche descremada
1 taza de yogur descremado
1/2 taza de yogur natural
1/3 taza de leche en polvo
1/2 taza de helado de leche
* Agregar 1/2 taza de zanahoria o betabel o ejote o berenjena.

Carbohidratos - amarillos

Frutas
Ciruelas: 4 medianas
Ciruelas pasas: 4 piezas
Chabacano fresco: 6 piezas

Cereales
Arroz cocido: 1/2 taza
Arroz integral: 1/2 taza
Arroz precocido: 1/2 taza

Chabacano seco: 10 mitades
Chicozapote: 2 piezas medianas
Durazno: 2 piezas
Fresa: 1 1/2 tazas
Granada: 4 piezas
Guayaba: 4 piezas chicas
Higo: 2 piezas
Limón: 4 piezas
Mandarina: 2 piezas chicas
Mango: 1 pieza
Manzana: 2 piezas chicas
Manzana: 1 pieza grande
Mamey: 1/8 de pieza
Melón: 2 tazas
Naranja: 2 piezas
Nectarina: 2 piezas
Papaya: 1 1/2 tazas
Pasitas: 2 cucharadas soperas
Pera: 1 pieza
Piña: 1 taza
Plátano: 1 pieza
Sandía: 2 tazas
Toronja: 1 pieza
Tuna: 1 pieza
Uvas: 20 piezas
Zarzamoras: 1 taza

Jugos:
1/2 taza de jugo de ciruela
1/2 taza de jugo de manzana
1 taza de jugo de naranja
1/2 taza de jugo de piña
1 taza de jugo de toronja
1/2 taza de jugo de uva

1 1/2 tazas de zanahorias crudas
1 taza de betabel
1 taza de ejotes
1 taza de chile poblano
2 cervezas ligeras (1 normal)

Bolillo: 1/2 pieza sin migajón
Bollo de hamburguesa: 1/2 pieza
Pan de medianoche: 1/2 pieza
Pan integral: 1 rebanada
Pan de grano entero: 1 rebanada
Pan de centeno: 1 rebanada
Pan dulce: 1/2 pieza
Dona: 1/2 de pieza
All-bran: 1/2 taza
Special K: 1/2 taza
Cereal con azúcar: 1/3 taza
Avena integral: 1/2 taza
Avena instantánea: 1/4 de taza
Pasta cocida: 1/2 taza
Harina de trigo refinada: 2 cucharadas
Harina de trigo integral: 2 1/2 cucharadas
Maicena: 2 cucharadas
Elote: 1 pieza
Elote en granos: 1/2 taza
Papa: 1 pieza mediana
Papa en cuadritos: 1/2 taza
Papas fritas de bolsita: 9 grandes
Hojuelas de frituras de maíz: 1/2 de taza
Galletas:
- De avena integral: 1pieza grande
- Tipo *sandwich*: 1 pieza
- De animalitos: 6 piezas
- Saladas: 3 piezas
- Kracker integral: 2 tiras
- Palitos salados: 2 piezas

Hot cakes: 1 pieza mediana
Pastel casero: 1/2 rebanada (25 g)
Pay de manzana: 1/2 rebanada (25 g)
Pastel de chocolate: 1/3 de rebanada (20 g)
Palomitas de maíz: 2 tazas
Granola: 1/3 taza
Azúcar o miel: 4 cucharaditas
Mermelada: 4 cucharaditas
Refresco: 1/3 de taza

Proteínas-rojo

Carne de res: un medallón (60 g)
Pollo o pavo sin piel: 2 muslos o 2 piernas o 1/2 pechuga (60 g)
Pescado: atún, 1 lata en agua (60 g)
Mariscos: 60 g
Queso panela: 100 g
Queso Oaxaca: 60 g
Queso *cottage*: 1/2 envase chico
Queso manchego: 60 g
Requesón: 4 cucharadas
Queso parmesano: 5 cucharadas
Huevo: 2 piezas
Claras de huevo: 4 piezas
Jamón: 2 rebanadas
Salchicha: 2 piezas
Jamón de pavo: 100 g
Pechuga de pavo: 2 rebanadas

Grasas: azul

1 cucharadita de aceite de maíz
1 cucharadita de aceite de cártamo
1 cucharadita de aceite de girasol
1 cucharadita de aceite de ajonjolí
1 cucharadita de aceite de soya
1 cucharada de mayonesa
1 cucharada de crema
1 cucharadita de margarina
1 cucharadita de mantequilla
6 aceitunas
6 nueces
6 almendras
18 cacahuates
6 pistaches
1 cucharada de ajonjolí
1 cucharada de pepitas
1 cucharada de semillas de girasol
2 cucharadas de aguacate
1 cucharada de aderezo

Verduras libres

Estas verduras pueden consumirse libremente. Se recomienda consumir 3 tazas al día de este tipo de verduras, que son las siguientes:

Verduras libres:

Apio	Chayote	Lechuga
Acelgas	Chile	Nopal
Alcachofa	Cebolla	Palmito
Brocoli	Huitlacoche	Pepino
Berro	Espinaca	Pimiento
Col	Espárrago	Poro
Coliflor	Flor de calabaza	Rábano
Calabacita	Jitomate	Verdolagas

Otros alimentos libres:

Condimentos:

Alcaparra	Mostaza	Pimienta
Azafrán	Orégano	Tomillo
Cilantro	Perejil	Vinagre
Hierbas finas		

Con moderación:

Sal	Salsa inglesa
Consomé	Otras salsas sazonadoras
Salsa de soya	

Bebidas

Agua de Jamaica	Agua natural	Agua mineral
Café (decafeinado)	Té (sin cafeina)	

Ejemplo de menú de 1,500 calorías (5 asteriscos)

Desayuno (1 asterisco)
1 toronja (1 amarillo)
1 huevo a la mexicana (1/2 rojo)
1/2 taza de frijol (1 anaranjado = 1 amarillo y 1/2 rojo)

1 cucharadita de aceite de maíz para el huevo (1 azul)
A MEDIA MAÑANA (1 asterisco)
1 rebanada de pan integral (1 amarillo)
50 g de queso (1/2 rojo)
1 cucharada de mayonesa (1 azul)
1 yogur (anaranjado = 1 amarillo y medio rojo)
2 zanahorias crudas

COMIDA (2 asteriscos)
1/2 taza de arroz (1 amarillo)
60 g de pollo o carne con verduras (1 rojo)
1 taza de frijoles (2 anaranjados)
Ensalada de lechuga con jitomate
2 cucharaditas de aceite (2 azules)
1 pera (1 amarillo)

CENA (1 asterisco)
2 tortillas chicas (1 amarillo)
1 rebanada de queso panela (1/2 rojo)
2 cucharaditas de aguacate (1 azul)
1 taza de leche semidescremada (1 anaranjado)
Ensalada de nopalitos (libre)

DIEZ CONSEJOS PARA COMER BIEN

Estamos en el momento ideal para hacer un alto en nuestra vida, analizar nuestros hábitos y recuperar la salud.

Desde la antigüedad, Hipócrates dijo: "El alimento es la mejor medicina para el hombre". ¿Qué podemos hacer para evitar enfermedades, llevar una vida dinámica y productiva y mantenernos esbeltos?

El secreto está en aprender a comer.

1. Incluye en cada comida frutas y verduras

Las frutas y las verduras contienen una cantidad importante de vitaminas y minerales que nos protegen de enfermedades. Además, si las consumimos crudas nos proporcionan fibra, que es excelente para la salud del aparato digestivo.

Una ración de verdura equivale a una taza de brócoli, acelgas, apio, berros, chayotes, calabacitas, coliflor, champiñones, lechuga, pepino, pimiento. Los vegetales verde oscuro contienen gran cantidad de vitaminas y minerales.

2. Consume leguminosas y cereales integrales

Prefiere siempre los cereales de grano entero y evita cereales refinados como el pan blanco y el pan dulce o las galletas elaboradas con harina blanca.

Prefiere el arroz de grano largo o integral, la avena, los frijoles, las lentejas, la soya y los chícharos.

3. Limita el consumo de grasas

De preferencia, elige grasas vegetales como los aceites de maíz, cártamo, oliva, onagra, girasol; o bien nueces, almendras o aguacate.

4. Modera el consumo de productos animales

Incluye en cada comida una cantidad moderada de productos animales como carne, pollo, pescado, huevo y lácteos. Escoge cortes magros, digamos bistec, milanesa o filete. Cocina el pollo o el pavo sin piel.

Prefiere el pescado de agua fría (atún, sardina, trucha, salmón, arenque o macarela), que limpia el colesterol de las arterias.

Evita el consumo de embutidos como tocino y chorizo, ya que contienen grasas animales y sal, dañinas para el corazón, pues aumentan la concentración de colesterol en la sangre y ocasionan hipertensión.

Limita el consumo de yemas de huevo a tres por la semana. De preferencia elige las claras.

Al seleccionar los lácteos, prefiere leche descremada y quesos bajos en grasa, del tipo de los quesos panela, Oaxaca y *cottage*.

5. Reduce el consumo de sal y azúcar

Comienza por no añadir sal a los platos ya cocinados. Y disminuye el azúcar en líquidos como café, té o agua fresca.

6. Modera el consumo de productos con exceso de aditivos, colorantes o saborizantes

Estos aditivos se van acumulando en el organismo y a largo plazo pueden provocar cáncer.

7. Protege tus huesos, cabello y uñas

Consume diariamente alimentos ricos en calcio, como leche, queso, almendras, amaranto, sardinas, charales y tortillas de maíz.

Evita las bebidas gaseosas y la cafeína, que descalcifican los huesos.

8. Varía tu alimentación

Mientras más alimentos puedas consumir durante la semana, mejor nutrido estarás y no tendrás carencias de vitaminas y minerales. Prepara menús atractivos, varía las texturas y formas. Recuerda que de la vista nace el apetito.

9. Come moderadamente

Realiza cuatro o cinco comidas ligeras al día. Gastamos calorías cuando ponemos a funcionar el aparato digestivo. Si comemos en exceso almacenamos el sobrante en forma de grasa.

10. Bebe dos litros de agua al día y realiza algún tipo de ejercicio, de preferencia al aire libre

El sol nos ayuda a producir la vitamina D, indispensable para fijar el calcio en los huesos.

Sobre todo, disfruta de la vida y haz de las comidas un remanso de paz y tranquilidad, en el que fluyan la comunicación y el amor.

Capítulo XIII

Menús del periodo de adelgazamiento y recetario

Día 1

DESAYUNO
2 tazas de melón
Queso *cottage*, 1/2 taza
6 mitades de nueces o 6 almendras

COMIDA
Ensalada de nopalitos
Hamburguesa preparada con 1 tapa de pan o 2 tapas (1 o 2 amarillos de acuerdo con los permitidos para ti), carne, jitomate, aguacate, mostaza y 1 cucharadita de mayonesa
Gelatina de dieta

CENA
Rajas con queso
2 tortillas de maíz o 1 de harina (1 amarillo)

Día 2

DESAYUNO
Omelette de champiñones frescos
2 tortillas de maíz o 1 rebanada de piña (1 amarillo)

COMIDA
1/2 taza de arroz blanco o fruta de postre (1 amarillo)
Ensalada de: lechuga, tomate, pepino, espinaca, champiñones, palmito con vinagreta
Pollo con mostaza
Gelatina de dieta

Cena
Ensalada de atún: 1 lata de atún en agua y 1 cucharada de mayonesa
4 galletas habaneras (1 amarillo)
Ensalada de verdura libre

Día 3

Desayuno
1 toronja (1 amarillo)
Queso fresco en cubos, guisado en salsa de tomate
Almendras o nueces

Comida
Sopa de champiñones dos caldos (ver receta p. 135)
Arroz blanco o rojo (1/2 taza, cocido) (1 amarillo)
Pescado con chile poblano

Cena
2 tacos de carne asada con salsa y aguacate (1 amarillo)
Ensalada

Día 4

Desayuno
Fruta (la permitida)
Rollitos de jamón con aguacate

Comida
Sopa de verduras (preparada con verduras libres)
Pollo a la naranja (1 amarillo, ver receta p. 136)

Cena
Torta preparada con 1/2 bolillo:
1 rebanada de jamón, 1 rebanada de queso panela, 2 cucharaditas de aguacate, mostaza, jitomate

Día 5

Desayuno
Fruta (1 amarillo)
Mozzarela

COMIDA
Sopa de champiñones con nopales
Carne de res guisada con tomate y cebolla
1/2 taza de pasta o arroz (1 amarillo)
Gelatina de dieta

CENA
Ensalada de atún preparada con jitomate en cuadritos, con 1 cucharada de mayonesa
2 tostadas o ración de fruta

Día 6

DESAYUNO
2 Huevos revueltos con pico de gallo;
jitomate, cebolla, chile verde.
1/2 taza de frijoles (1 amarillo)

COMIDA
Gazpacho preparado con alimentos libres
Carne deshebrada en salsa verde
1/2 taza de arroz o 2 tortillas de maíz (1 amarillo)
Gelatina de dieta

CENA
Hot-dog preparado con 1 cucharada de mayonesa, mostaza, tomate, cebolla
1 o 2 tapas de pan (de acuerdo a tu número de amarillos)

Día 7

DESAYUNO
Chilaquiles con 2 tortillas (1 amarillo) en salsa roja o verde acompañados con aguacate

COMIDA
Ensalada de palmito con lechuga
Pulpos a la Luciana acompañados de 1/2 taza de arroz blanco
(1 amarillo, 1 rojo y 1 azul)
Gelatina de dieta

CENA
Espárragos cocidos con un poco de aceite de oliva, limón y sal
Ensalada de queso
4 galletas habaneras (1 amarillo)

Día 8

DESAYUNO
Queso gratinado con champiñones, acompañado de salsa
2 tortillas de maíz o 1 de harina (1 amarillo)

COMIDA
Ensalada de pepinos con champiñones, sazonados con salsa de soya y unas gotas de limón
Chile relleno de carne en salsa de tomate (sin capear) acompañado de 1/2 taza de arroz (1 amarillo)

CENA
2 crepas rellenas con 1 rebanada de jamón y gratinadas con un poco de queso Oaxaca

Día 9

DESAYUNO
Fruta (la permitida)
Omelette de flor de calabaza o huitlacoche

COMIDA
1/2 taza de espagueti a la boloñesa
Ensalada de verdura libre
Gelatina de dieta

CENA
Tostadas toña

Día 10

DESAYUNO
1 rebanada de pan integral
1 rebanada de jamón y queso Oaxaca (30 g) para gratinar

Comida
1 tostada (1/2 amarillo)
Pescado con flor de calabaza
Ensalada a la vinagreta
1 taza de melón con gelatina de dieta (1/2 amarillo)

Cena
Ensalada Chelo (ver receta p. 139)

Ajusta los menús al numero de amarillos que te tocan por comida.

Toma en cuenta la cantidad de amarillos que debes consumir al día y repártelos en tres o cuatro comidas.

Todas las tardes puedes consumir 1/2 amarillo extra si tu dieta es de 3.5 asteriscos, o bien un amarillo completo si es de 4 asteriscos, de preferencia escoge una ración de fruta.

Encontrarás las recetas al final del capítulo.

A continuación te ofrecemos algunas ideas sobre lo que puedes preparar para el desayuno o la cena.

Puedes combinar estos alimentos con la ración de carbohidratos-amarillos que te corresponda, un amarillo equivale a:

2 tortillas o 2 tazas de melón o 1 taza de melón y una tortilla

*Omelette**: 2 huevos o 4 claras o 1 huevo y dos claras
Con champiñones
Con huitlacoche
Con rajas de chile poblano
Con flor de calabaza
Con nopalitos
A la mexicana
Con espinacas
Con pimiento y brócoli
Con calabacitas y salsa de jitomate
* Cocinados con 1 cucharadita de aceite vegetal (1 azul)

Rollitos de jamón con queso (1 rojo)
Una rebanada de jamón y 50 g de queso, acompañados con 1 cucharada de mayonesa o 2 cucharaditas de aguacate (1 azul).

Enchiladas fingidas
Una rebanada de jamón y 50 g de queso; salsa y crema (1 cucharada). Para proteger la salud de tu sistema circulatorio puedes cambiar la crema por queso *cottage* licuado.

Queso guisado: 100 g.
Con salsa
Con nopales
Con champiñones
Con rajas
Una cucharadita de aceite para guisar (1 azul)

Crepa de queso rellena (queso Oaxaca derretido, 60 g).
De champiñones
De rajas
De pimiento
De flor de calabaza

Nopales asados con queso panela (100 g) y salsa verde
1 cucharadita de aceite (1 azul)

Queso cottage.
Con nueces o almendras

COMIDAS:
Sopa de verdura en caldo
Sopa de cebolla
Caldo tlalpeño
Sopa de tomate con huevo
Sopa de champiñones
Sopa de flor de calabaza

Pollo en salsa verde
Pollo con jitomate
Pollo con calabacitas
Pollo tipo empanizado: con queso parmesano
Carne a la mostaza
Carne al perejil
Carne con nopalitos
Carne a la pimienta
Salpicón
Cortadilllo
Filete
Albóndigas (sin pan molido)
Brochetas de pollo, carne, pescado o camarones
Pescado empapelado
Pescado a la veracruzana
Pescado al mojo de ajo

Ceviche de pescado
Camarones
Pulpos
Macarela
Chile relleno de queso
Chile relleno de atún
Chile relleno de carne molida

Ensalada a la vinagreta
Ensalada de champiñones
Ensalada de espinacas con champiñones y ajonjolí
Alcachofas
Ensalada de brócoli
Ensalada de palmito
Calabacitas con queso
Ensalada de atún
Ensalada de queso
Tomate con queso panela aceite de oliva y albahaca
Puedes escoger tu ración de amarillo (carbohidratos) de: arroz, pasta, tortilla, pan, fruta o postre.

Postres:

Licuado de fresas congeladas
Melón relleno de gelatina *light*
Mousse de chocolate
Pera rellena de nuez cubierta con *cottage*
Gelatina de yogur
Manzana hervida con canela y fructuosa
Capuchino con leche descremada

RECETAS

Ensalada de nopalitos

Ingredientes:
1 kilo de nopalitos
500 g de tomate picado
6 cucharadas de cebolla picada
6 cucharadas de cilantro picado
3 chiles serranos picados (opcional)
Sal al gusto

Preparación:
Cocer los nopalitos, limpios y cortados en cuadros, con un trozo de cebolla, una pizca de sal y otra pizca de azúcar. Escurrir en una coladera y tapar con un lienzo mojado en agua fría y exprimido. Dejar enfriar.

Agregar los jitomates, mezclar los nopalitos ya fríos y la cebolla, el cilantro y la sal.

Rajas con queso

Ingredientes:
1 cucharadita de aceite
1/2 cucharadita de cebolla finamente picada
2 chiles poblanos asados, sudados, desvenados y cortados en tiras
Queso Oaxaca rallado

Preparación:
Acitronar la cebolla en el aceite, añadir los chiles y, en el momento en que estén suaves, agregar el queso hasta que se derrita.

Pollo con mostaza

Ingredientes:
10 piernas con muslo
Sal y pimienta al gusto
4 ajos machacados
8 limones
2 cucharadas de consomé en polvo
1/2 frasco de mostaza
Aceite de oliva (lo permitido). Si usaste 1/2 cucharadita en la vinagreta de la ensalada, utiliza la otra 1/2 en esta receta.

Preparación:
Sazona el pollo con sal y pimienta. Mezcla los ajos, el jugo de limón, el consomé, la mostaza y el aceite de oliva. Añade la mezcla al pollo. Hornea y deja dorar.

Vinagreta

Ingredientes:
1/2 taza de vinagre
Cilantro al gusto
1/2 taza de aceite de oliva

1/4 de cebolla
2 cucharadas de mostaza
1 cucharadita de consomé en polvo
Jugo de un limón

Preparación:
Licuar todo y ya para acabar añadir el limón.

Sopa de champiñones dos caldos

Ingredientes:
1 kilo de champiñones
2 cucharadas de cebolla finamente picada
1 chile chipotle seco
1/2 litro de caldo de res
1/2 litro de caldo de pollo
1 cucharada de salsa Maggi
1 cucharada de salsa inglesa
1 ramita de epazote
Sal y pimienta al gusto

Preparación:
Lava, desinfecta y rebana los champiñones. En una cacerola fríe el chile chipotle en un poquito de aceite y sácalo. En ese mismo aceite fríe la cebolla a que quede transparente, agrega los champiñones a que sofrían. Añade la salsa Maggi, la salsa inglesa, epazote, sal y pimienta y deja 5 minutos más.

Si te gusta el picante pon el chile chipotle a hervir con lo anterior.

Pescado con chile poblano

Ingredientes:
8 filetes de pescado limpios
1 chile poblano limpio y desvenado
1/2 porción de Media Crema Nestlé
Cilantro y consomé al gusto
2 dientes de ajo

Preparación:
Licuar el chile, la crema, el ajo, el cilantro y el consomé. Poner en el refractario el pescado, colocar encima la salsa, tapar y hornear. Al final del horneado, espolvorear un poco de queso a que gratine.

Pollo a la naranja

Ingredientes:
1 pollo grande partido en cuatro
5 naranjas agrias
4 pimientas
1 clavo
1 trozo de canela chico
1 manojo de rabanitos
1 cebolla
Sal y pimienta

Preparación:
Ya lavado el pollo, sazonarlo con sal y pimienta. Se muele la cebolla con las especias, se diluye con un poco de vinagre y se vierte sobre el pollo. Luego se agrega el jugo de las naranjas, se tapa y se cuece a fuego lento. Debe quedar una salsa espesa y acidita.

Mozzarela

Ingredientes:
6 huevos
1 taza de salsa italiana
200 g de queso asadero

Preparación:
Batir los huevos, colocarlos en una sartén de teflón, caliente. Cocerlos a fuego lento, voltear la tortilla que se forma y dejar cocer a fuego lento. Bañarla con muy poca salsa italiana y queso, a que gratine.

Salsa italiana

Ingredientes:
2 cucharadas de aceite de oliva
1 cucharada de mantequilla
1 cebolla
125 g de champiñones
2 vasos de vino blanco
2 cucharadas de perejil
2 cucharadas de harina (1 amarillo)
2 tazas de caldo
Sal y pimienta

Preparación:
Dorar la harina en el aceite y la mantequilla. Añadir la cebolla y acitronarla. Poner el vino y dejar hervir a que se reduzca. Agregar el caldo y los champiñones. Dejar cocer a fuego lento. Condimentar con sal, pimienta y perejil.

Sopa de champiñón con nopal

Ingredientes:
Nopales
Champiñones
2 chiles anchos
1 tomate
1 cucharadita de cebolla
1 diente de ajo
Consomé en polvo
Sal y pimienta al gusto

Preparación:
Cocer los nopalitos. Aparte, hervir el chile ancho y molerlo con el agua en que se hirvió, el tomate, la cebolla, el ajo, sal y pimienta. Añadir consomé y ahí cocer los champiñones. Ya cocidos, añadir los nopales.

Carne deshebrada con salsa verde

Ingredientes:
1 kilo de carne de res para deshebrar
12 tomates fresadilla
6 chiles serranos
1/2 cebolla
1 diente de ajo
1 cucharadita de sal
2 cucharaditas de consomé en polvo

Preparación:
Se pone a cocer la carne en agua con sal y se deshebra. Se cuecen los tomates y los chiles y se licuan con ajo y cebolla. Se ponen en la sartén la salsa, la carne, sal, pimienta y consomé.

Pulpos Luciana

Ingredientes:
4 pulpos chicos
3 tomates
1/2 taza de aceite de oliva
4 cucharadas de perejil picado
1/2 limón (el jugo)
Sal y pimienta

Preparación:
Se golpea un poco a los pulpos para que se ablanden. Se cortan en trozos y se ponen en un recipiente con tapa, de preferencia cazuela de barro o recipiente porcelanizado. Se añaden los tomates cortados —sin piel ni semillas—, el aceite y la mitad del perejil. Se sazonan con abundante sal y pimienta. Se tapa el recipiente con papel encerado doble y se coloca la tapa ajustando bien. Se deja cocer a fuego lento durante dos horas y cuando se destapa el recipiente se rocía el contenido con jugo de limón y perejil fresco picado. Se sirve frío.

Tostadas Toña:

Picar y revolver:
Pepino
Lechuga en tiritas
Aguacate, 1 cucharadita
Cebolla remojada una hora en vinagre de manzana
Pollo cocido y deshebrado
La mezcla anterior se pone en la mesa para que cada quien se sirva a su gusto.
1 pieza tostada deshidratada (1/2 amarillo)
1/4 de taza de frijoles (1/2 amarillo)
Crema, 1 cucharadita
Queso panela, 50 g
Salsa verde

Pescado con flor de calabaza

Ingredientes:
6 filetes de pescado
1/2 taza de aceite de oliva
1 cebolla chica rebanada

3 tomates picados
2 tazas de nopales cocidos y picados
4 hojas de epazote picado
1 cucharada de consomé de pollo en polvo
3 tazas de flor de calabaza cocida y picada
1 cucharadita de orégano en hojas
1 1/2 tazas de queso Chihuahua rallado
4 dientes de ajo
2 limones
Papel aluminio

Preparación:
Se lavan bien los filetes y se marinan durante 20 minutos en el jugo de los limones y un poco de agua. Se escurren y se colocan en un refractario.

En una sartén se fríen los dientes de ajo finamente picados junto con el tomate y la cebolla, a que se acitronen. Después se añaden la flor de calabaza y el epazote (los nopales y el consomé se dejan sazonar durante 10 minutos).

Sobre cada filete se pone un poco de orégano, la salsa y el queso. Se cubren con papel aluminio y se meten al horno a 350°F, de 35 a 40 minutos.

Ensalada Chelo

Ingredientes:
1 bolsa de espinaca miniatura
Almendras o piñones al gusto
1/2 taza de moñitos de pasta ya cocidos (1 amarillo)
queso de cabra
champiñones crudos
Revolver todo y acompañar con vinagreta.

Filete al perejil

Ingredientes:
Una caña de filete limpia
1 manojo de hierbas de olor
1/2 cebolla
2 dientes de ajo
3 cucharaditas de aceite de oliva
Vinagre
Sal y pimienta

Preparación:
Se licuan todos lo ingredientes y el filete se deja marinando en esta salsa durante dos horas. En una sartén muy caliente, se pone el filete hasta que dore, se le da vuelta y antes de servir se mete al horno durante 10 o 12 minutos.

Acompañar con espárragos.

Cortarles la parte de atrás, poner en una olla con agua hirviendo y sal. Sacarlos y ponerlos en una olla con hielos. Condimentar con sal, mantequilla y jugo de limón. Freír.

Como amarillo utilizar arroz salvaje:

2 tazas de arroz

Preparación:
En agua caliente agregar mantequilla y consomé de pollo. Dejar el arroz en el consomé caliente hasta que esponje y abra.

Consumir 1/2 taza de arroz como 1 amarillo.

Pollo en escabeche

Ingredientes:
1 cebolla cortada en rajas
2 dientes de ajo
1/2 taza de pimientos verdes sin piel, partidos en rajas:
1/3 de taza de vinagre
Hierbas de olor (laurel, tomillo y mejorana)
1/2 cucharadita de orégano molido
1/2 cucharada de consomé en polvo
2 pimientas enteras
1 clavo
1 taza de agua
4 piezas de pollo cocidas

Preparación:
Se ponen dos cucharaditas de aceite de oliva en una cacerola. Se fríen las cebollas, el ajo y los pimientos. Cuando la cebolla acitrone, se agregan el vinagre, las hierbas de olor, el orégano, el consomé, la pimienta, el clavo y el agua. Cuando todo hierva, se añaden las piezas de pollo. Tapa la cacerola y déjala al fuego durante cinco minutos.

Lomo al huitlacoche

En dos cucharadas de aceite se fríen dos cucharadas de cebolla picada, un diente de ajo picado, un chile serrano chico picado. Se agregan un jitomate picado y dos latas de huitlacoche picado.

Dos kilos y medio de lomo se sazonan con sal y pimienta y sal de ajo. El lomo se pone a sellar en una sartén con un poco de aceite, a que dore. Se mete al horno a 200°C. Se le agrega la salsa y si se reseca se añade caldo de pollo. Cuando el trinche salga con facilidad se saca el lomo y se rebana. Se adorna con cuadritos de queso y rodajas de jitomate en forma de flor. Se agrega una ramita de perejil.

Se sirve con arroz.

Ensalada de palmitos

Ingredientes:
3 cucharadas de aceite de oliva
Jugo de 2 limones
1 cucharada de salsa Maggi
2 cucharadas de cebolla picada
1 lata de palmitos escurridos y rebanados
1 lechuga francesa lavada y escurrida

Preparación:
En un recipiente mezcla el aceite, los limones, la salsa Maggi y la cebolla y deja por 30 minutos. Añade los palmitos y un poco de sal.

Para servir coloca las hojas de lechuga en platos individuales y agrega los palmitos con la vinagreta.

Aderezo César

Aceite, vinagre balsámico, una yema de huevo, el jugo de un limón, sal y pimienta. Estos ingredientes se mezclan bien.

Opcional: una anchoa.

Espagueti al jamón: ración (1/2 taza de espagueti cocido)

Ingredientes:
1 paquete de espagueti cocido y escurrido
1/4 de taza de perejil picado
1/4 de kilo de jamón picado
1 taza de queso *cottage* licuado

1 lata de champiñones
1/2 cebolla finamente picada
2 cucharaditas de mantequilla
Sal y pimienta al gusto

Preparación
Fríe en la mantequilla la cebolla hasta que acitrone. Agrega el jamón y el espagueti. Deja freír un poco. Añade queso *cottage* licuado. Espolvorea con perejil y sirve.

Salpicón (4 porciones)

Ingredientes:
1/2 kilo de falda de res
1/2 cebolla mediana
1 diente de ajo
Sal al gusto
2 chiles poblanos desvenados y asados en rajas
1 1/2 cucharadas de aceite
1 cucharada de vinagre
1/2 litro de agua

Para adornar:
100 g de queso fresco partido en tiras
1 aguacate rebanado
1 jitomate rebanado
1/4 de taza de cebolla rebanada
1/2 lechuga orejona lavada y rebanada

Preparación:
Pon la carne en la olla de presión con un litro de agua, cebolla, sal y ajo. Tapa y cocina durante 15 minutos. Deja enfriar la olla antes de destapar. Deshebra la carne, revuelve con rajas de chile y añade sal al gusto. Coloca la lechuga y acomoda en el centro la carne. Adórnala con jitomate, queso, aguacate y cebolla.

Alcachofas a la vinagreta

Ingredientes:
6 alcachofas grandes despuntadas
2 huevos cocidos pelados y picados
1 cucharada de cebolla picada
1 cucharada de perejil picado

1 cucharadita de mostaza
Aceite y vinagre al gusto
Sal y pimienta al gusto

Preparación:
Las alcachofas se ponen a hervir en agua caliente con sal. Ya cocidas, se escurren y se acomodan en un platón. Los demás ingredientes se ponen en una fuente, se mezclan perfectamente y con esto se cubren las alcachofas.

Ensalada roquefort

Ingredientes:
1 lechuga romanita
50 g de queso roquefort
Aceite y vinagre, lo necesario
Sal y pimienta al gusto

Preparación:
En un recipiente se pone el queso desbaratado. Con un tenedor se agregan aceite, vinagre, sal y pimienta.

Se limpian las hojas de lechuga y se acomodan en un platón. Se agrega la salsa.

Pechugas cordon bleu

Ingredientes:
6 pechugas deshuesadas abiertas y condimentadas con sal y pimienta
1/2 botella de salsa inglesa
3 rebanadas de jamón
300 g de queso panela
2 huevos batidos
1/2 taza de queso parmesano
50 g de mantequilla

Preparación:
Ponga a macerar las pechugas en la salsa inglesa por 1 hora. Dentro de la pechuga coloca 1/2 rebanada de jamón y 50 g de queso panela. Pásalas por los huevos y rocíalas con queso parmesano. Ponlas a freír en la mantequilla hasta que doren.

Vegetales chinos (cuatro porciones)

Ingredientes:
1 cucharada de aceite
1/2 poro picado
1 diente de ajo picado
2 ramas de apio picadas
1/2 taza de champiñones frescos limpios y rebanados
1/2 pimiento morrón en cuadritos
1 cucharadita de consomé de pollo
2 cucharadas de jugo Maggi
2 cucharadas de salsa inglesa
150 g de frijoles germinados

Preparación:
En una cacerola caliente fríe el poro y el ajo, agrega el apio, los champiñones y el pimiento morrón. Añade el caldo de pollo, la salsa inglesa, el jugo Maggy y los frijoles germinados. Baja el fuego y, cuando todo se cueza, sirve.

Si deseas que sea un plato fuerte, en el momento de freír las verduras puedes agregar pollo en cuadritos, carne o camarones.

Sopa de hongos con chayotes

Ingredientes:
1 cucharadita de aceite
1 chayote pelado y picado
1 diente de ajo
1 cucharada de cebolla
1 litro de agua
1 jitomate
Consomé de pollo
Epazote
1 latita de champiñones
1 chile chipotle de lata

Preparación:
En la licuadora muele el jitomate con la cebolla y el ajo, con un poco de agua. En el aceite, fríe esta mezcla y agrega los chayotes. Agrega el litro de agua con una cucharada de consomé y deja hervir 10 minutos. Añade el epazote, los champiñones rebanados y el chipotle. Deja hervir cinco minutos.

Jugos desintoxicantes

Prepara los jugos inmediatamente antes de tomarlos. Si se dejan en el refrigerador o al aire libre pierden parte de sus vitaminas.

Mezcla el jugo de vegetales verdes (acelgas, alfalfa, berros, espinacas) con jugos más suaves, como los de zanahoria o naranja.

Jugo reductivo

Ingredientes:
1 toronja (amarillo)
1/2 nopal congelado
1 xoconostle
El jugo de un limón

Preparación:
Licuar el jugo de toronja con el nopal y el xoconostle pelado y añadir el jugo del limón.

Jugo antitoxinas (amarillo)

Ingredientes:
1/2 rebanada de piña
1 rama de apio
1 manzana

Preparación:
La piña contiene bromelina, que ayuda a digerir las proteínas. Se recomienda tomarla sobre todo después de una comida pesada.

Jugo energético (amarillo)

1/4 de melón con todo y semillas (1/2 amarillo)
1 naranja (1/2 amarillo)
Ayuda a restablecer el balance hídrico del organismo.

Bebida diurética

Ingredientes:
1 litro de agua
Jamaica
Cabellos de elote
Perejil

Preparación:
Pon a hervir todo en una olla. Agrega un litro de agua, hielos y fructuosa en polvo.

Postres

Helado de fresa

Ingredientes:
1 taza de fresas congeladas
1/2 taza de queso *cottage*
6 nueces o 6 almendras
1 chorrito de agua
2 cucharaditas de fructuosa
Valor: 1 amarillo, 1 rojo, 1 azul.

Preparación:
Poner todo en la licuadora y licuar durante dos minutos. Servir bien frío en copas o como helado.

Gelatina de yogur

Ingredientes:
1 paquete chico de gelatina *light* de sabor
1 yogur *light*
1 taza de agua caliente
Toda la gelatina (1 amarillo y 1/2 rojo).

Preparación:
Se derrite la gelatina en agua caliente y, cuando esté tibia, se agrega el yogur. Se revuelve y se refrigera.

Mousse **de chocolate:**
2 claras batidas a punto de turrón, mezclar con 1 cucharadita de cocoa, un poco de canela, extracto de vainilla y endulzante artificial.

Conclusión

Llevamos años buscando la fórmula mágica que nos ayude a adelgazar, a recuperar nuestra salud y a mantenernos jóvenes.

Esta búsqueda nos ha llevado a consumir en forma aislada ingredientes que se han descubierto dentro de los alimentos.

Un ejemplo de ello es que hasta hace algunos años, a las mujeres mayores de 30 años se les recomendaba tomar tabletas de calcio. Hoy sabemos que para que el calcio se absorba de manera adecuada necesitamos vitamina D, fósforo, cobre y magnesio, sustancias que se encuentran de manera natural en un vaso de leche.

A veces nos sentimos seguros porque consumimos dosis masivas de vitamina C; ahora sabemos que una naranja, además de esta vitamina, contiene más de 70 ingredientes activos que benefician nuestra salud.

Cada día seguimos descubriendo ingredientes poderosos que nos dejan asombrados y nos llevan a reconocer que la naturaleza es perfecta y que en la medida que retornemos a una alimentación natural encontraremos lo que tanto hemos buscado.

Hoy en día, se nos ha hecho creer que para vivir felices necesitamos llenarnos de placeres instantáneos.

En los anuncios de televisión vemos a personas que sonríen al tomar un refresco embotellado o un montón de cereales procesados.

Así, se nos quiere imponer la idea de que para ser felices necesitamos de una alimentación moderna y artificial.

Sin embargo, nos hemos dado cuenta de que este tipo de alimentación provoca sobrepeso, obesidad y una gran variedad de enfermedades.

Todos sabemos que la felicidad duradera depende primordialmente de tener salud para disfrutar la vida, para ver un atardecer o para sostener una plática profunda con nuestros seres queridos.

Si quieres adelgazar y mantenerte sano comienza por vivir, por buscar algo que realmente te guste hacer. ¿Te gusta cantar? Canta. ¿Te gusta bailar? Hazlo. No entres a clases de gimnasia reductiva, si no te gusta hacer gimnasia. Si quieres reducir tu peso y tus medidas, una alternativa es tomar una clase de algo que te fascine, que no sientas como una obligación, y la reducción vendrá como consecuencia de que vayas llenando tu vida y te sientas satisfecho con lo que haces.

Aprende a comer, regresa a lo natural en la medida de lo posible y disfruta cada momento de tu vida. Sal a caminar, pero no a toda velocidad, como si quisieras eliminar en un solo día toda la grasa almacenada. Camina por el placer de respirar aire limpio, de ver los árboles, el camino, la gente. Por el placer de sentir que estás vivo y saber que eres una maravilla, un ser amado de Dios, una persona única e irrepetible con una misión exclusiva que cumplir.

Bibliografía

KAJ ALBERSTRAND, et al., *Life Extenders and Memory Boosters,* Health Quest Publications, 1993.

ROBERT C. ATKINS, *Health Revolution*, Hougghton Miflin, 1988.

KATHY BONAR y YVES COHEN, *Comer con inteligencia*, Hermes, 1998.

M.O. BRUCKER, *La salud por la alimentación*, Editorial Integral, 1992.

ESTHER CASANUEVA, MARTHA KAUFFER HORWITZ, ANA BERTHA PÉREZ LIZAUR, *Nutriología médica*, Panamericana, 1998.

KENNETH H. COOPER, *La revolución de la nutrimedicina*, Atlántida, 1998.

HARVEY DIAMOND y MARILYN DIAMOND, *La antidieta*, Ediciones Urano, 1986.

JANE R. HIRSCHMANN y CAROL H. MUNTER, *La obsesión de comer*, Paidós, 1990.

MARTIN KATAHN, *The T Factor Diet*, W.W. Norton & Company, 1989.

L. KATHLEEN MAHAN. *Nutrición y dietoterapia de Krause*, Mc Graw Hill, 1998.

EARL MINDELL, *Vitamine Bible*, Warner Books, 1998.

EMILI MONDOA y MINDY KITEI, *Sugars That Heal*, Ballantine Publishing Group, 2001.

MICHAEL MONTIGNAC, et al., *Eat Yourself Slim*, Michael Ange Network, 1999.

GENEEN ROTH, *No más dietas*, Urano, 1999.

BARRY SEARS, *Mastering the Zone*, Regan Books, 1997.

LEIGHTON STEWARD H., BETHEA MORRISON C., ANDREWS SAM S., LUIS A. BALART, *Sugars Busters*, Ballantine Publishing Group, 1999.

THOMAS WOLEVER, et al., *The Glucose Revolution*, Marlowe Company, 1999.

Sitios de consulta en internet

www.dietasalamedida.com
Información sobre nutrición

www.nejm.org
The New England Journal of Medicine
Massachusetts Medical Society

www.mayoclinic.com
Mayo Foundation for Medical Education
Rochester, Estados Unidos.

www.webmdhealth.com
Información médica

www.healthline.com
Publicación médica

www.mediks.com
Publicación médica

Índice